Dr. Andreas Müller & Hans Löwe
Vorwort von PD Dr. med. Peter Hinz

Mit Hanteln heilen

Muskeltraining als unterstützende Therapie: Wie selbst schwere Erkrankungen und Behinderungen deutlich gelindert werden

novagenics

Wichtiger Hinweis für den Leser

Die Erkenntnisse der Sportwissenschaft und Medizin unterliegen laufendem Wandel durch Forschung und Erfahrung. Alle in diesem Buch getroffenen Empfehlungen wurden von den Autoren mit großer Sorgfalt erarbeitet und geprüft. Das entbindet den Nutzer dieses Werkes jedoch nicht von der Verpflichtung, präventive und therapeutische Entscheidungen in eigener Verantwortung zu treffen.

ISBN: 3-929002-54-X
ISBN 13: 9-783929-002546

Bibliographische Information der Deutschen Nationalbibliothek
Die Deutsche Nationalbibliothek verzeichnet diese Publikation in der Deutschen Nationalbibliografie; detaillierte bibliografische Daten sind im Internet über http://dnb.d-nb.de abrufbar.

Dr. Andreas Müller & Hans Löwe:
Mit Hanteln heilen. Muskeltraining als unterstützende Therapie: Wie selbst schwere Erkrankungen und Behinderungen deutlich gelindert werden

1. Auflage Novagenics-Verlag 2015

Die Bilder der Autoren im Buch haben diese zur Verfügung gestellt. Das Bild von Eugen Sandow auf Seite 26 stammt von einer alten Postkarte; der Urheber ließ sich nicht mehr ermitteln.

Die eMail-Adresse von Hans Löwe lautet: hans.loewe@live.de

INHALT

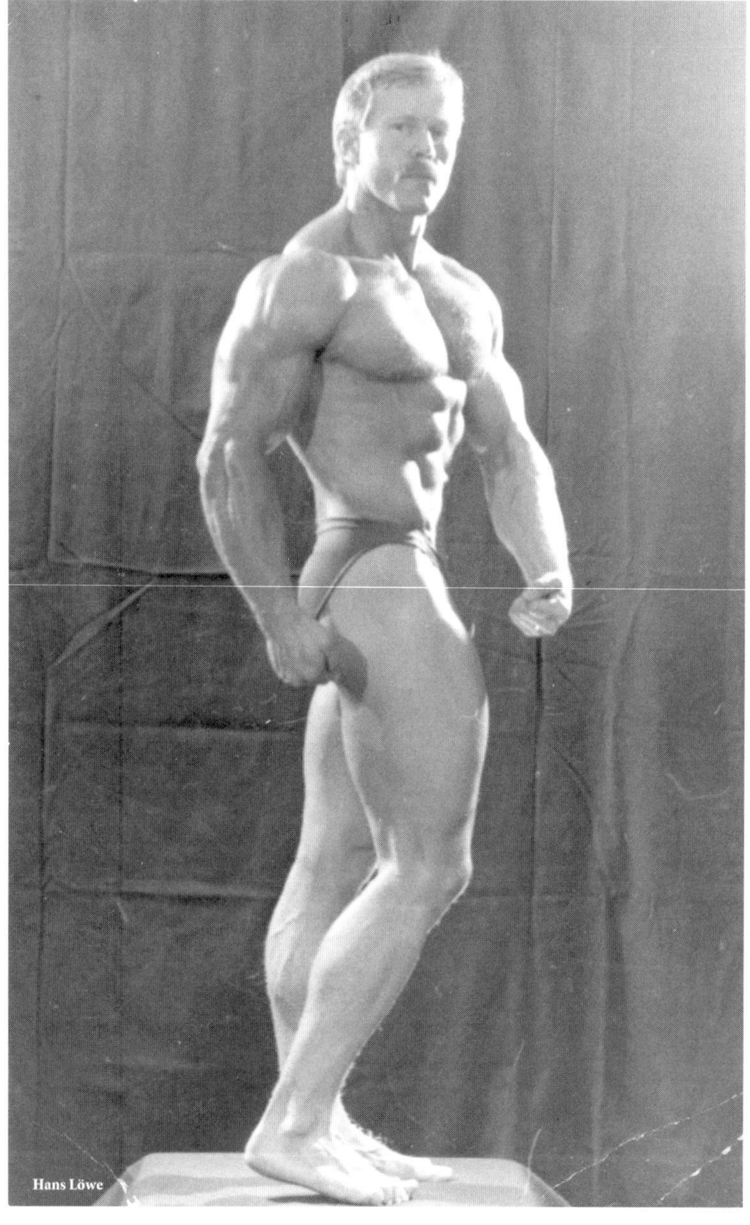
Hans Löwe

VORWORT

Die letzten zwanzig Jahre des wissenschaftlichen Diskurses – nicht nur in Deutschland – waren geprägt von David Sackett mit seiner evidenzbasierten Medizin, von messbarer Nutzenbewertung, leitliniengerechter Medizin und von Behandlungspfaden oder -korridoren. Deutlich wurde, dass die (Grenz-) Linie zwischen nutzenbewiesener Schulmedizin einerseits und Schulmedizin auf der Basis von Erfahrungswissen andererseits verläuft.

Trotz bester Gesundheit habe ich für mich persönlich beschlossen, zwanzig Jahre nach Ende meiner Leistungssportlerkarriere an alte Zeiten anzuknüpfen. Mir haben das regelmäßige Training und die kontinuierlich gesteigerte körperliche Fitness uneingeschränkt gut getan, die Auswirkungen auf Beruf, Familie und Seele waren enorm, von Evidenz allerdings keine Rede.

Als mich die beiden Autoren um ein Vorwort gebeten haben, war ich ein wenig stolz und habe spontan zugesagt. Hans Löwe und Dr. Andreas Müller, die ich persönlich kenne, sind menschlich großartig und erfolgreiche Sportler.

Hans Löwe gehörte zu den Top-Athleten im Bodybuilding der ehemaligen DDR. Aufgrund der damaligen politischen Gegebenheiten war es ihm nicht vergönnt, sich mit den weltbesten Bodybuildern im fairen Wettkampf zu messen. Nicht nur seine definierte Muskelmasse war außergewöhnlich, auch der Mensch Hans Löwe selbst. Nicht ohne Grund greift er 30 Jahre später das Thema Fitness auf, um es den Menschen näher zu bringen, wie er es bereits in jungen Jahren tat. Ich erinnere mich sehr gerne daran, wie er mich nach der Verbesserung eines DDR-Rekords im Kniebeugen um immerhin 22,5 kg hinter der Wettkampfbühne umarmte, fest drückte und in die Höhe warf.

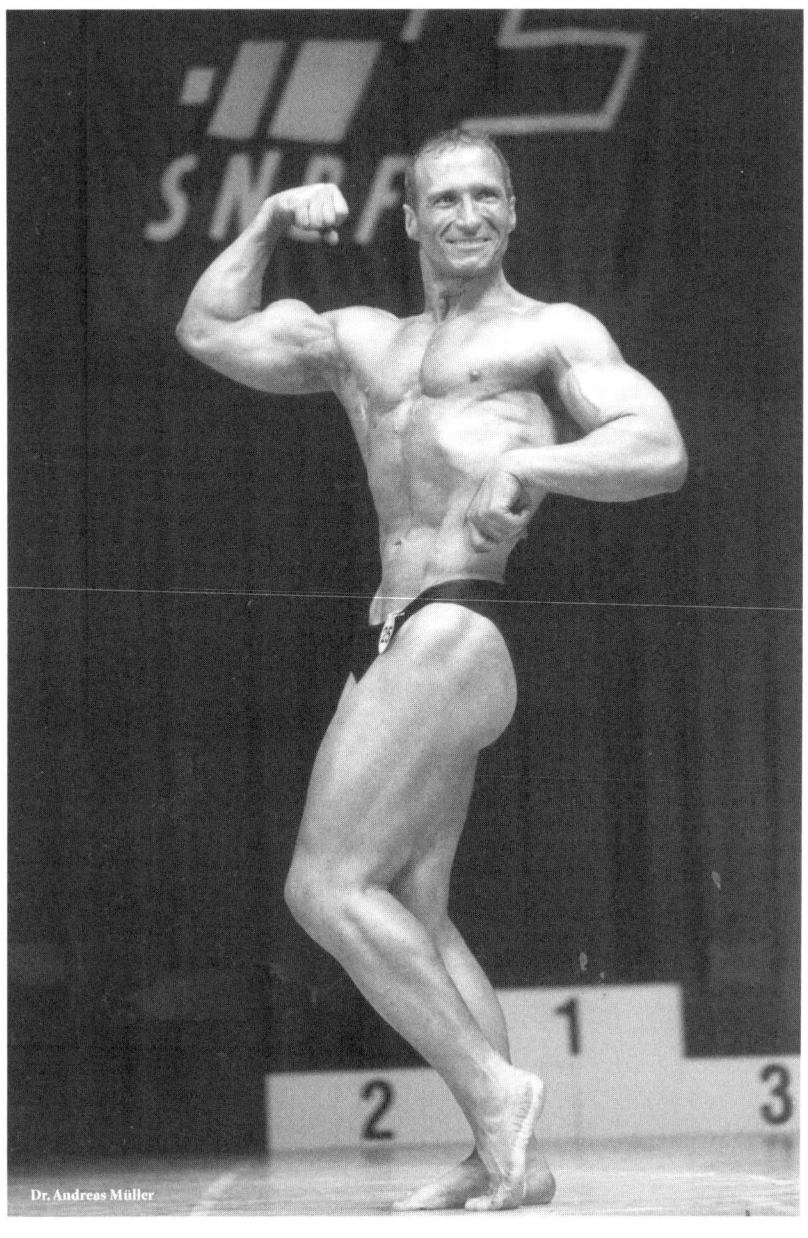

Dr. Andreas Müller

Emotionale Auftritte dieser Art kamen bei anderen Kraftsportlern oder Bodybuildern kaum vor.

Hans Löwe gehörte zu den Wenigen, die sich auch für Andere freuen konnten. Er selbst hatte erfahren und vor allem niemals vergessen, wie schwer muskulöser Erfolg zu erringen ist. Schon frühzeitig erkannte er das Potential des Fitness-Sportes, aber auch des Bodybuildings. Bereits zu DDR-Zeiten leitete er Seminare, brachte wahrscheinlich Hunderte von Jugendlichen dem Hantelsport näher und legte damit oftmals einen wichtigen Grundstein für die Entwicklung von Ehrgeiz, Disziplin und Selbstachtung. Inzwischen ist Hans Löwe als Trainer im Fitnessbereich tätig. Er sieht seine Aufgabe unverändert darin, jungen und alten Menschen das Fitnesstraining nahezubringen.

Dr. Andreas Müller ist Diplomlehrer für Biologie/Chemie und seit dem 12. Lebensjahr sportlich aktiv. 1974 begann seine sportliche Laufbahn als Kraftsportler in der damaligen DDR. 2003 promovierte er im Fachgebiet Trainingswissenschaft an der TU Chemnitz über Muskelaufbautraining und 2010 ein zweites Mal an der Georg-August-Universität Göttingen zum Thema Bodybuilding und Kraftsport in der DDR. Er nahm an zahlreichen nationalen und internationalen Wettkämpfen teil und wurde 2013 Europameister und Vize-Weltmeister im Natural-Bodybuilding. Bewundernswert sind seine Ausdauer, Disziplin und Zielstrebigkeit bei allen wissenschaftlichen und sportlichen Vorhaben.

Das vorliegende Buch besticht durch gute Verständlichkeit, unterlegt mit treffenden Beispielen. Auf den ersten Blick könnte das Missverständnis aufkommen, konstruiert würde der Gegensatz zwischen komplementärer und wissenschaftlich basierter Medizin. Genau das ist nicht beabsichtigt, es geht um additive Angebote. »Mit Hanteln heilen« – den Autoren kann ich nur gratulieren. Den Leserinnen und Lesern wünsche ich Erkenntnisgewinn und viel Vergnügen bei der Lektüre.

Privatdozent Dr. med. habil. Peter Hinz
Arzt und Weltmeister im Bankdrücken 1992

KAPITEL 1

EINFÜHRUNG: INFORMIEREN UND MOTIVIEREN

Das Thema Gesundheit beschäftigt alle Menschen gleichermaßen – früher oder später. Interessen und Lebenssituationen können von Fall zu Fall völlig verschieden sein, die grundlegenden Funktionsprinzipien des menschlichen Körpers jedoch sind es nicht. Spätestens dann, wenn dieser Körper irgendwann »den Dienst verweigert«, schmerzt oder zeitweilig, wenn nicht gar dauerhaft, in seiner Funktion eingeschränkt ist, beginnen Menschen, über ihren Körper nachzudenken. Ist es jedoch einmal soweit gekommen, dass Menschen zielgerichtet nach »Heilung« suchen, setzen, je nach Mentalität, Geisteshaltung und Bildungsstand, ganz unterschiedliche Verhaltensmuster ein. Während sich der Eine bei jeder Art von Beschwerden voller Vertrauen in die Hände der Schulmedizin begibt, sucht der Andere, mehr oder weniger beeinflusst durch Sensationsberichte über Medizinskandale und dubiose Umtriebe der Pharmaindustrie, selbst bei schwerwiegenden Erkrankungen Hilfe bei Alternativmedizinern, Naturheilpraktikern oder selbst ernannten »Heilern«, die den Buchmarkt mit zahlreichen Publikationen überschwemmen und ihre Dienste inzwischen vielfach ganz zeitgemäß über das Internet anbieten.

Bildungs- und Mentalitätsunterschiede zeigen sich jedoch nicht nur bei der Ausschau nach Hilfe, sondern auch bei Erklärungsansätzen bezüglich der Entstehung von Krankheiten. Es gibt Menschen, welche eine Erkrankung lediglich als unliebsame »Betriebsstörung« ihres Körpers betrachten, eines

Körpers, der wie eine Maschine gefälligst ihren Wünschen gemäß funktionieren soll – unabhängig davon, ob dies seiner Natur entspricht. Für sie stellt die moderne Medizin lediglich eine Art Reparaturbetrieb dar, der schnell, effizient und möglichst preisgünstig zu arbeiten hat. Nach erfolgter »Reparatur« wollen sie ihr Leben schnellstmöglich fortsetzen, am besten genauso wie vorher. Handelt es sich nicht gerade um Ereignisse wie ein gebrochenes Bein, wo die Ursache-Wirkungs-Beziehung klar auf der Hand liegt, zeigt dieser Menschenschlag oft wenig Bereitschaft, einen Zusammenhang zwischen Lebensstil und Gesundheit zu akzeptieren. Der Kettenraucher hätte vielleicht auch dann Lungenkrebs bekommen, wenn er nicht geraucht hätte! Rückenschmerzen sind nun mal eine unangenehme Nebenwirkung des Älterwerdens! Auf den Punkt gebracht: Gesundheit ist mehr oder weniger Schicksal – Punkt! Und Prosit – her mit dem dritten Schnaps, reicht mal die Zigaretten rüber!

Andere Menschen hingegen verstehen Krankheit als ein Signal ihres Körpers, das sie zum Anlass nehmen, darüber nachzudenken, wie sie ihr Leben so verändern können, dass eine erneute Erkrankung ausbleibt. Möglicherweise stellen sie solche Überlegungen sogar schon an, bevor sie erkranken, und unter Umständen haben sie im Verlauf ihres Lebens intuitiv Verhaltensmuster entwickelt, die sie vor dem Eintreten bestimmter Erkrankungen schützen – z.B. bestimmte Strategien im Umgang mit Stress. Der Medizinsoziologe Aaron Antonovsky hat diese Art des Umgangs mit der eigenen Gesundheit (lat. »salus«) in einem Konzept zusammengefasst, das als »Salutogenese« in die Medizingeschichte eingegangen ist. [16] Kann man Gesundheit tatsächlich selbst »erschaffen«? Oder, zugegebenermaßen auf die Spitze getrieben: Ist Krankheit also letztlich die »Strafe« für schuldhaftes Versagen im Umgang mit der eigenen Gesundheit?

Die Wahrheit wird wohl, wie so oft, irgendwo in der Mitte liegen. Altkanzler Helmut Schmidt ist zum Zeitpunkt der Niederschrift dieser Zeilen weit über 90 Jahre alt und tritt in der Öffentlichkeit noch immer obligatorisch nur mit Zigarette auf. Andere Menschen hingegen sterben mit 45 an Krebs, obwohl sie allen landläufig bekannten Grundsätzen einer »gesunden Lebensweise« stets gefolgt sind. Wer wollte angesichts solcher Fakten ernsthaft die Bedeutung von Erbanlagen bei der Entstehung von Krankheiten leugnen!

Aber einerseits deuten jüngste wissenschaftliche Erkenntnisse der sogenannten Epigenetik an, dass selbst Erbanlagen Umwelteinflüssen unterliegen [39], und andererseits ist Krankheit nicht gleich Krankheit. Kniebeschwerden nach einem Fußballspiel haben gewöhnlich weniger mit Erbanlagen, sondern mehr mit dem vorangegangenen Körpereinsatz zu tun. Spätestens bei diesem Beispiel sind notorische Bewegungsmuffel schnell bereit, unisono »Sport ist Mord!« zu rufen, selbst wenn sie sonst jeden Zusammenhang zwischen Gesundheitszustand und Lebensweise konsequent von der Hand weisen. Dass Spitzensport den menschlichen Organismus anders belastet als Gesundheitssport, lässt man dabei schnell unter den Tisch fallen, Hauptsache ein Argument ist gefunden, um dem parallel zum Bauchumfang wachsenden Hang zur physischen Bequemlichkeit noch einen »vernünftigen« Anstrich zu verpassen. Aber ebenso, wie Krankheit nicht gleich Krankheit ist, ist auch Sport nun einmal nicht gleich Sport.

Kräftigungsübungen nach Knie- oder Hüftoperationen oder Bewegungstraining nach einem Schlaganfall zählen heute zu den Standardelementen der medizinischen Anschlussheilbehandlung, und selbst hartnäckige Kritiker des modernen Medizinbetriebes werden kaum vernünftige Argumente gegen derartige Therapieansätze aufbringen können, da die Wirkung hinlänglich bewiesen und oft schon nach wenigen Tagen klar ersichtlich ist.

Geht es hingegen um zielgerichtete körperliche Betätigung zum Zwecke der langfristigen »Nachsorge« nach Abschluss einer medizinischen Behandlung oder gar um die sogenannte Primärprävention, also die langfristige Vorbeugung, die Erkrankungen gar nicht erst eintreten lassen soll, fallen die Einschätzungen – wiederum ganz nach Vorbildung und Neigung zum Wunschdenken – völlig verschieden aus. Welche Art von Aktivität? Muss es wirklich Sport sein? Reicht nicht auch Gartenarbeit? Wer garantiert denn, dass das wirklich etwas bringt? Verschwendet man hier nicht vielleicht nur wertvolle Lebenszeit, mit der man ansonsten Besseres anzufangen wüsste?

Solche Fragen werden nicht nur am Biertisch gestellt. Hochgebildete Menschen haben sie zum Thema ganzer Bücher erhoben, die Bestseller-Auflagen erreichen. [32, 33, 34] Die Verfasser dieser oftmals durchaus unterhaltsamen Publikationen stellen sich gern als verwegene Kämpfer gegen intellektuelle Indoktrinierung dar, die inmitten einer auf Maximalprofit orientierten Gesundheitsindustrie mutig gegen den Strom schwimmen. Kein Wunder, dass sie in der deutschen Medienlandschaft überaus beliebt und somit gern gesehene Gäste in so manchen abendlichen Talkrunden oder Radiosendungen sind, wo ihre mitunter sehr diskussionswürdigen Thesen dann ein noch größeres Publikum erreichen. Dass sie dort nur allzu oft auf überaus fruchtbaren Boden fallen, ist klar – der angeborene Hang zur körperlichen Bequemlichkeit wurde bereits angesprochen.

Dieser Hang hat durchaus seinen Sinn. In der Steinzeit schützte er den Menschen davor, Energie in einer Umwelt zu verschwenden, in der Hunger allgegenwärtig und ausreichend Bewegung schon allein durch die tägliche Suche nach Essbarem gegeben war. Freude an Bewegung war dabei sicherlich ebenso wenig angesagt wie Genuss beim Essen, es ging wohl eher ums pure Überleben! Angesichts dieser Vorstellung und unseres heutigen Supermarktangebotes müsste man sich eigentlich jeden Abend aufs Neue vor Glück in sein Kissen weinen. Wir haben zumindest in den sogenannten Industrienationen mehrheitlich nicht nur reichlich, sondern überreichlich zu essen, und wir kommen mit lächerlich wenig Bewegung durchs Leben: Die Pizza wird gern bis an die Haustür geliefert, und der Computer lässt sich vom Schreibtischsessel aus bedienen. Das Problem ist nur, dass wir noch immer einen Organismus besitzen, der auf die Lebensbedingungen der Steinzeit ausgerichtet ist. Sagt zumindest die Sportmedizin. Bekennende Sportmuffel sagen das Gegenteil. Wer hat nun Recht?

Man kann Behauptungen, dass das ganze »hirnlose Sporteln« um der Gesundheit Willen ja eh nichts bringt, umfangreiche Statistiken entgegen stellen, basierend auf Studien, die Tausende Probanden einschlossen und mit

Hilfe ausgefeilter Computerprogramme ausgewertet wurden. Man kann auf Signifikanzen, Extrem-, Mittel- und Medianwerte verweisen – und dennoch nicht auf die erhoffte Resonanz im allgemeinen Bewusstsein stoßen. Statistiken, das scheint in der Natur der Sache zu liegen, erreichen das menschliche Bewusstsein nicht »im Kern«. Hand aufs Herz, wer kann sich schon wirklich eine Million »vorstellen«! Wieviele Menschen mit normaler Schulbildung sind in der Lage, den Unterschied zwischen den statistischen Parametern Median und Mittelwert zu erklären?

Gerade der Ausdruck »Hand aufs Herz« jedoch verdeutlicht, worum es offenbar wirklich geht bei dem Versuch, Menschen zu erreichen und ihr Handeln zu beeinflussen: Nicht der nüchterne Verstand, sondern die Emotionen sind es letztlich, die mehrheitlich menschliches Handeln initiieren. Mit gutem Grund setzen Politiker, Werbetexter und Journalisten – insbesondere in Tageszeitungen mit großen Buchstaben – weniger auf das nüchterne, rationale Argument, sondern auf »das Herz« und Emotionen, wenn es darum geht, Wahlen zu gewinnen, Autos, Waschmittel und Handys zu verkaufen oder die Auflage zu steigern. Zu den Emotionen gesellen sich die Unwägbarkeiten des Mathematisch-Abstrakten, das sich dem persönlichen Erfahrungshorizont entzieht und somit dem Betrug Tür und Tor öffnet. »Ich glaube nur der Statistik, die ich selbst gefälscht habe!«, sagt der Volksmund. Wortgewandte und zugleich wissenschaftskundige Kritiker einer unliebsamen Statistik stellen am liebsten deren Studiendesign in Frage oder monieren Winkelzüge bei der Auswertung wie z.B. eine unseriöse Kategorienbildung.

Spätestens an dieser Stelle jedoch sind Nichtfachleute gemeinhin überfordert. Ob man dem Schöpfer oder aber dem Kritiker einer Statistik Glauben schenkt, wird dann meist »aus dem Bauch heraus« entschieden. Mit anderen Worten: Als »glaubwürdig« geht am ehesten das durch, was sich am besten mit dem eigenen »gesunden Menschenverstand« und dem persönlichen Erfahrungsschatz verträgt. Doch auch herbe Kritiker der Idee von gesundem Sport und gesunder Ernährung warten oftmals mit durchaus glaubwürdig wirkenden Argumenten auf, die sich erst bei genauem Hinsehen als bewusste oder fahrlässige Irreführung entpuppen. Und manchmal haben sie sogar Recht, was die Sache nicht eben einfacher macht. Denn natürlich tummeln sich auf dem Sektor des Gesundheits- und Fitness-Sportes auch Glücksritter, denen am schnellen Geld weitaus mehr gelegen ist als am dauerhaften Erfolg ihrer Kundschaft.

Was aber soll eine Gesundheitspolitik nun unternehmen, die sich zum Vorsatz gemacht hat, die Kostenentwicklung im Gesundheitswesen durch die Propagierung einer gesunden Lebensweise zu dämpfen, wenn das nüchterne, an den Verstand appellierende Argument offenbar so wenig fruchtet?

»Motivieren statt informieren«, lautete die Überschrift eines Artikels, den die »Deutsche Zeitschrift für Sportmedizin« im April 2013 veröffentlichte. Im nachfolgenden Text heißt es wörtlich: »Die reine Information über einen gesunden Lebensstil reicht nicht aus, um Patienten zur regelmäßigen Bewegung oder zum Abnehmen zu bringen. Der entscheidende Schritt ist es, den Patienten hierzu erst zu motivieren. Motivation zu mobilisieren, ist ein Prozess aus zahlreichen Einzelschritten, die gemeistert werden müssen. Und genau dies ist der schwierigste Teil in dem Prozess, in Bewegung zu kommen und zu bleiben.« [31]

In diesem Sinne ist auch unser Buch geschrieben. Mit einem Unterschied: Die Verfasser wollen motivieren *und* informieren. Motivieren möchten wir durch die Schilderung von Fallbeispielen aus der mehrere Jahrzehnte umfassenden Trainingspraxis von Hans Löwe, die natürlich »nur« Einzelfälle darstellen, aber in ihrer konkreten Authentizität, wie wir hoffen, Zusammenhänge in einer Weise erhellen, die über das Nur-Nüchtern-Rationale hinaus geht. Informieren wollen wir durch »Exkurse«, die jedes Fallbeispiel abrissartig unter Berücksichtigung des aktuellen wissenschaftlichen Erkenntnisstandes interpretieren.

Ganz ausdrücklich möchten die Verfasser jedoch an dieser Stelle auch darauf hinweisen, was sie *nicht* wollen: Sie wollen nicht in Konkurrenz zur klassischen Schulmedizin treten! Ein sinnvoll konzipiertes, auf die konkrete Situation eines Trainierenden zugeschnittenes Krafttraining kann und soll eine notwendige medizinische Behandlung nicht ersetzen! Die Verfasser – beide Nichtmediziner – sind sich hier ihrer Grenzen durchaus bewusst. Aber es kann nach unserer Überzeugung und Erfahrung hervorragende Dienste leisten, wenn es darum geht, diese Behandlung zu ergänzen!

An dieser Stelle einige Bemerkungen zu den Autoren und der Konzeption dieses Buches. Sowohl Hans Löwe als auch ich, Andreas Müller, waren in der 1990 von der politischen Landkarte verschwundenen DDR viele Jahre lang als Kraftsportler bzw. »Körperkulturisten« (heute würde man Bodybuilder sagen) aktiv. Als Hans Löwe Ende der 1970er Jahre trotz zeitweilig sehr bescheidener Trainings- und Lebensbedingungen zu einem der führenden Ostblock-Bodybuilder avancierte, wurde er für mich, den zehn Jahre jüngeren »Newcomer«, ebenso wie für Tausende andere DDR-Kraftsportler zum sportlichen Vorbild. Zu dieser Vorbildwirkung trug auch Hans Löwes Engagement abseits der Wettkampfbühnen bei. Er organisierte DDR-weite Vortragstourneen, leitete Seminare für Übungsleiter und engagierte sich in der Öffentlichkeitsarbeit.

Nach der politischen »Wende« 1989/1990 verloren wir uns jedoch schnell aus den Augen und schlugen sehr unterschiedliche Wege ein. Während der studierte Staatswissenschaftler Hans Löwe nach mehrjähriger Tätigkeit als Fitness-Studiobetreiber und Trainer für viele Jahre im Ausland lebte, nutzte ich in Deutschland die mir nunmehr gegebenen Möglichkeiten und promovierte zunächst an der Technischen Universität Chemnitz mit einer Studie über die Methodik des Muskelaufbautrainings und einige Zeit später an der Sozialwissenschaftlichen Fakultät der Universität Göttingen mit einer Arbeit über die Geschichte des DDR-Kraftsportes. Im Rahmen der Recherchen für diese Arbeit lebte unser Kontakt wieder auf. Nachdem Hans Löwe mir seine zahlreichen Erfahrungen hinsichtlich der gesundheitsfördernden Wirkungen des Krafttrainings geschildert hatte, entstand die Idee zu diesem Buch.

Sie werden beim Lesen sicherlich bemerken, dass die Diktion der Fallbeispiele eine andere ist als die der angefügten Exkurse. Dafür gibt es eine simple Begründung: Die Fallbeispiele stammen, wie bereits bemerkt, ausnahmslos aus der Trainingspraxis von Hans Löwe. Er schildert hier seine Erlebnisse und Erfahrungen in seiner ganz persönlichen, ihm eigenen Wortwahl, bewusst mit unverkennbarer Emotionalität, welche die Empathie, mit der Hans Löwe seine Trainertätigkeit oftmals mehr als Berufung denn als Beruf verstand, wohl besser widerspiegelt als jeder ergänzende Kommentar. Die angehängten Diskurse sowie die einführenden Kapitel hingegen stammen von mir, Andreas Müller, da ich den »wissenschaftlichen« Part zu verantworten habe, welcher naturgemäß (leider) eine eher nüchtern-sachliche Wortwahl notwendig macht.

*

KAPITEL 2

KRAFTTRAINING ZWISCHEN EFFEKTIVITÄT UND EFFEKTHASCHEREI

Kraft im physikalischen Sinne ist das Produkt von Masse mal Beschleunigung ($F = m \times a$). Will der Mensch unter den Bedingungen der Erdanziehung die Masse eines fremden oder seines eigenen Körpers bewegen, müssen seine Muskeln Kraft auf Knochen übertragen. Aus dieser streng physikalischen Perspektive erfordert jede Bewegung Kraft. Das Ausmaß des physikalischen Kraftaufwandes ist jedoch bei verschiedenen körperlichen Aktivitäten ganz unterschiedlich und bedingt somit auch ganz unterschiedliche physiologische Prozesse. So ist z.B. bei einem Dauerlauf der physikalische Kraftaufwand für einen einzigen Schritt relativ gering, was eine gleichfalls nur relativ geringe Muskelanspannung erforderlich macht. Dafür wird die Muskulatur jedoch über einen vergleichsweise langen Zeitraum beansprucht. Solche Belastungen führen weniger zu einem Wachstum von Kraft und Muskelquerschnitt, sondern mehr zu einer Verbesserung der Durchblutung und des Fettstoffwechsels innerhalb der Muskulatur.

Dass Sprinter, Gewichtheber und Bodybuilder offensichtlich über wesentlich dickere Skelettmuskeln verfügen als beispielsweise Marathonläufer, liegt daran, dass verdickte (medizinisch: »hypertrophierte«) Muskeln einen großen Vorteil darstellen, wenn es darum geht, möglichst schnell oder möglichst viel Kraft auf das Skelett zu übertragen. Die Trainingswissenschaft und Sportmedizin unterscheiden daher zwischen Kraft-, Schnelligkeits- und Ausdauerbelastungen. Unter »Kraftbelastungen« werden im wissenschaftlichen Sinne gemäß eines Vorschlags der deutschen Professoren Dr. Martin Bührle und Dr. Theodor Hettinger nur Aktivitäten verstanden, die mehr als ein Drittel der sogenannten Maximalkraft erfordern, also der Kraft, welche man bei größtmöglicher Anstrengung mit einem Mal aufbringen kann. [35]

Gewählt wurde die Grenze von rund einem Drittel der Maximalkraft, weil verschiedene Untersuchungen aufzeigen konnten, dass die meisten Alltagsbelastungen unterhalb eben dieser Grenze ablaufen. Wird diese Grenze hingegen überschritten, empfinden die meisten Menschen dies als Belastung, der man, insbesondere mit zunehmendem Alter, lieber aus dem Weg geht.

Das hat Tradition. Seit Jahrhunderten gelten Berufe, die viel Kraft erfordern, als Jobs, bei denen man sich »kaputt macht«. Zwar betrifft der Verschleiß gewöhnlich nicht die Muskeln, sondern primär die Sehnenansätze, Gelenke und »das Kreuz«, doch sind die Schmerzen einmal da, ist den Betroffenen dieser Unterschied meist ziemlich gleichgültig. Die Befürchtung, sich durch das Heben und Tragen schwerer Lasten gesundheitlich zu schädigen, übertrug sich recht schnell auf die Beurteilung entsprechender sportlicher Disziplinen – als Paradebeispiel ist wohl das Gewichtheben zu nennen. Und tatsächlich lassen sich nicht nur bei Menschen, die ihr Berufsleben auf dem Bau oder als Möbelträger verbracht haben, sondern auch bei zahlreichen Gewichthebern Folgeschäden am Stütz- und Bewegungsapparat nachweisen – nach Einschätzung des US-amerikanischen Sportwissenschaftlers Dr. Ellington Darden bereits nach nur einem Jahr Training! [38] Ist Krafttraining also vielleicht doch gar nicht so gesund?

Gewichtheben ist seit 1896 Disziplin der Olympischen Spiele, weshalb seine Anhänger es gern stolz als »olympisches Gewichtheben« bezeichnen. Diese Formulierung greifen wir hier mit Freuden auf. Sie ist nämlich durchaus nützlich, wenn es darum geht, die häufig anzutreffende Gleichsetzung von (olympischem) Gewichtheben und dem »Heben von Gewichten« auszuschließen. Denn das ist eben nicht Ein- und Dasselbe! Ein Blick in die Trainingshallen olympischer Gewichtheber zeigt schnell auf, dass dort etwas völlig Anderes passiert als in einem Fitness-Studio oder einer Physiotherapie-Praxis. Olympische Gewichtheber sind bestrebt, unter Einhaltung einer vorgegebenen Hebetechnik Maximallasten »zur Hochstrecke« zu bringen. Weltklasse-Superschwergewichtler wuchten beim sogenannten Stoßen inzwischen über fünf Zentner in die Höhe! Dies mag ihnen Freude, Bestätigung und bei entsprechendem Talent und Trainingsfleiß sowie einer ausgeklügelten sportmedizinischen Betreuung auch sportlichen Ruhm verschaffen, geht jedoch – wie nahezu überall im Hochleistungssport – auch mit gesundheitlichen Risiken einher.

Dass olympisches Gewichtheben sogar lebensgefährlich werden kann, zeigte sich während der Olympischen Spiele 2012, als dem deutsch-österreichischen Superschwergewichtler Matthias Steiner beim Reißen eine bereits über dem Kopf schwebende, aber noch nicht sicher fixierte Hantel mit voller Wucht ins Genick fiel, worauf er regelrecht unter ihr zusammenbrach und nur mit viel Glück Schlimmerem entging. Solche Unfälle sind jedoch nicht die einzigen Gefahren. Neben extremen Blutdruckanstiegen kommt es beim olympischen Gewichtheben auch zu enormen Knie-, Hüft-, Wirbelsäulen-, Ellenbogen- und Handgelenkbelastungen, die vor allem durch die teils enormen Beschleunigungskräfte im Verlaufe eines Hebevorganges verursacht werden. Mit gesundheitsorientiertem Krafttraining hat das nichts zu tun.

Unerwünscht sind explosive Krafteinsätze im gesundheitsorientierten Krafttraining nicht nur wegen der mit ihnen einhergehenden Gefahren, sondern auch, weil die Muskulatur, die bei einer Übung gekräftigt werden soll, bei schwungvollen Bewegungen in bestimmten Gelenkwinkeln zu stark beansprucht wird, in anderen dagegen zu wenig oder überhaupt nicht. Auch extreme Gewichte sind im gesundheitsorientierten Krafttraining nicht nötig. Bereits Muskelspannungen im Bereich von 50 % der Maximalkraft genügen, wenn sie entsprechend oft, d.h. 15-25 Mal hintereinander ausgeführt werden (Sportwissenschaftler sprechen von 15-25 Wiederholungen pro Serie bzw. Satz). Bewältigt man solche Widerstände langsam, gleichmäßig und mit korrekter Technik, drohen im Allgemeinen weder ungesunde Blutdruckanstiege noch Schäden am Bewegungsapparat. Jedes ambitioniert ausgetragene Federballspiel ist gefährlicher.

Selbst Bodybuilder verwenden im Muskelaufbautraining gewöhnlich kaum Lasten, die über 75% ihrer Maximallast hinausgehen. Dass ihre Muskulatur jedoch gemeinhin viel gleichmäßiger entwickelt ist als die von Gewichthebern, ist ein weiterer Hinweis auf die vielfältigen Möglichkeiten, die das Krafttraining bietet: Bodybuilder trainieren nicht nur mit geringeren Lasten und mehr Wiederholungen pro Serie, sie führen gewöhnlich auch andere Übungen aus als Gewichtheber. Maßgeblich für die Übungsauswahl ist für sie, dass die Muskulatur, die entwickelt werden soll, durch die jeweilige Übung möglichst gut erfasst wird. Erfahrene Bodybuilder, die bei einer bestimmten Übung schmerzende Gelenke verspüren, lösen dieses Problem nicht, indem sie das Training einstellen und sich mit der Entschuldigung, sich auskurieren zu müssen, auf die faule Haut zurückziehen, sondern indem sie eine andere Übung wählen. Mitunter genügen sogar schon geringfügige Modifikationen in der Übungsausführung, um Schmerzen beim Training zu vermeiden.

Möglich sind solche Modifikationen insbesondere durch die Nutzung einer Vielfalt von Trainingsgeräten, die optimal auf die menschliche Biomechanik zugeschnitten sind. Parallelen zu Prinzipien der modernen Physiotherapie sind hier unverkennbar. Viele vor Jahrzehnten von Bodybuildern entwickelten Trainingsgeräte finden sich inzwischen in mehr oder weniger modifizierter Form in Physiotherapiepraxen und Rehabilitationszentren. Renommierte Gerätehersteller wie Gym 80 oder die tschechische Firma Grünsport, früher klassische Ausrüster von »Muckibuden«, produzieren daher schon seit Jahren von ein- und demselben Gerätetyp robuste Varianten für Bodybuilding- und Fitness-Studios und etwas filigranere für den Gesundheitsmarkt.

Dies macht auch deutlich, dass beim Krafttraining keineswegs immer nur Hanteln eingesetzt werden müssen. Prinzipiell ist es der Muskulatur »egal«, woher der Widerstand kommt, mit dem sie belastet wird. Er kann von einer Hantel erzeugt werden, aber ebenso gut auch von einem Gummiband, den

Stahlfedern eines Expanders oder dem Gewichtsstock einer Trainingsmaschine. Bei Klimmzügen, Kniebeugen und verschiedenen Bauchmuskelübungen genügt oft schon das eigene Körpergewicht. Entscheidend ist die Höhe des Widerstandes, nicht die Art seiner Erzeugung. Gerade im Bereich der Primärprävention und Rehabilitation jedoch ist selbst der Widerstand, den der eigene Körper bei Übungen wie Liegestützen bietet, oft schon zu hoch, während Training mit Zwei-Kilogramm-Hanteln oder an Seilzuggeräten durchaus möglich ist. Dass für dieses Buch der Titel »Mit Hanteln heilen« gewählt wurde, hängt damit zusammen, dass Hanteln aufgrund ihrer nahezu universellen Einsetzbarkeit bis in die 1970er Jahre als die Krafttrainingsgeräte schlechthin galten.

Inzwischen jedoch scheiden sich beim Krafttraining in Bezug auf die Geräteauswahl oft die Geister. Denn das Erlernen der Übungsausführung beim Hanteltraining ist ein zeitaufwändiges Unterfangen. Bis sich die Bewegungsabläufe durch fortwährendes Üben sicher eingeschliffen haben, können Wochen vergehen, in denen ein sportlich unerfahrener Krafttrainingsneuling immer wieder durch einen betreuenden Trainer beobachtet und gegebenenfalls korrigiert werden sollte. Natürlich kann er sich die Übungen auch als Autodidakt aneignen, allerdings birgt diese Variante immer das »Restrisiko«, dass sich einige Bewegungsabläufe falsch einschleifen.

Die großen Spiegel, die man im Freihantelbereich von rustikalen Bodybuildingstudios ebenso findet wie in modernen Fitnesscentern, dienen daher weniger der Eitelkeit, sondern primär der Selbstkontrolle der Trainierenden. Schaut man sich solche Spiegel in verschiedenen Studios etwas genauer an, entdeckt man immer wieder Schäden. Oftmals weisen sie große Sprünge auf, mitunter fehlen sogar ganze Ecken. Hanteln besitzen die unangenehme Eigenschaft, dass sie herunterfallen können – ins Genick eines Gewichthebers ebenso wie in das eines Fitness-Sportlers oder eben gegen einen Spiegel. Außerdem neigen Fans des Hanteltrainings offenbar zur Vergesslichkeit – Hinweisschilder mit der Aufschrift »Bitte Hanteln nach der Benutzung wegräumen!« scheint es in allen Sprachen zu geben. Das alles hat dazu geführt, dass die Betreiber von Fitnesseinrichtungen ihre Kunden oft lieber an Trainingsmaschinen als mit Hanteln trainieren lassen.

Trainingsmaschinen sind gewöhnlich so konstruiert, dass sie die Bewegung »führen«. An einer solchen Maschine kann man nicht mehr viel falsch machen: Selbst wenn man völlig abwegige Muskeln anspannt, lässt die Maschine nur eine einzige Bewegung zu. Mitunter wird der Widerstand einer Trainingsmaschine über Pneumatik, Hydraulik oder andere Techniken erzeugt, gewöhnlich jedoch über gusseisernen Scheiben, die sicher auf Führungsstangen oder an Hebelarmen auf und ab gleiten, statt gefahrenträchtig an einer Hantelstange im Raum zu schweben. Sollte der Benutzer einer solchen Maschine vergessen haben, für welche Übung sie benutzt wird, helfen kleine, am Rahmen aufgeklebte Bildchen dem Gedächtnis auf die Sprünge. »Bankdrücken«, »Armbeugen« und andere beim Hanteltraining übliche Übungsbezeichnungen lässt man gleichfalls weg: Jede Maschine trägt deutlich sichtbar eine Nummer, und nur noch diese taucht im Trainingsplan auf.

Einfacher geht‘s kaum! Ist es verwunderlich, dass nicht nur die Betreiber, sondern auch die meisten Kunden moderner Fitness-Studios Maschinen lieben? Inzwischen sind schon Maschinen auf dem Markt, bei denen sich der Benutzer noch nicht einmal mehr die Höhe der Trainingswiderstände oder der Sitzpolster merken muss, weil alle diese Daten auf einer Chipkarte gespeichert werden, die dann nur noch vor Trainingsbeginn in die Maschine gesteckt zu werden braucht. Vielleicht denken Sie jetzt mit süffisantem Lächeln: Toll – nur trainieren muss der Fitnesskunde noch allein! Doch selbst das wird ihm mitunter schon abgenommen. In einigen deutschen Städten wurden inzwischen schon Studios eröffnet, in denen sich die Geräte von selbst bewegen! Kein Witz! »Fitness ohne Schweiß!« lautet hier die Devise. Dass unter solchen Umständen der für ein effektives Krafttraining erforderliche Mindestwiderstand kaum erreichbar ist, bedarf sicherlich keiner Erklärung. An dieser Stelle darf wohl eher von »Alibi«-Fitnesstraining gesprochen werden.

Um nicht falsch verstanden zu werden: Gut konstruierte Trainingsmaschinen bieten unter bestimmten Umständen durchaus Vorteile, auf die im

Rahmen der nachfolgenden Fallbeispiele auch noch näher eingegangen wird. Es wäre jedoch unsinnig, anzunehmen, dass durch ihre Erfindung das Hanteltraining überflüssig geworden wäre, auch wenn mitunter das Gegenteil behauptet wird.

Dabei ist diese Behauptung nur eine unter vielen, denn der Fitnessmarkt ist längst zu einem überaus lukrativen Geschäftsfeld geworden und beim Kampf gegen die Konkurrenz werden wie überall in der Marktwirtschaft harte Bandagen angelegt. So traten vor einigen Jahren die Hersteller sogenannter Vibrationsgeräte mit der kühnen These auf, nur wenige Minuten »Whole Body Vibration« auf ihren »Rüttelplatten« könnten ein gezieltes Krafttraining mit Hanteln oder an Trainingsmaschinen komplett ersetzen!

Ähnlich aggressiv werben gegenwärtig die Betreiber der wie Pilze aus dem Boden schießenden EMS-Studios um Kunden. Diese werden dann über am Körper angebrachte Kontakte buchstäblich unter Strom gestellt, denn EMS steht für »Elektrische Muskelstimulation«. All dies folgt der modernen Devise: Geringer Zeitaufwand – wenig Anstrengung – hohe Effektivität! Doch was sich im Bereich der medizinischen Rehabilitation bei geschwächten, kaum noch bewegungsfähigen Patienten durchaus bewährt hat, ist hinsichtlich seiner Wirkung auf gesunde Fitness-Sportler ziemlich umstritten. So formuliert Professor Klaus-Michael Braumann, Präsident der Deutschen Gesellschaft für Sportmedizin und Prävention, diesbezüglich wörtlich: »EMS kann richtigen Sport nicht ersetzen, dazu ist sie zu einseitig. Und wie bei vielen Fitnesstrends wird oft mehr versprochen, als gehalten werden kann.« [43] Kein Wunder also, dass dort, wo im Interesse eines maximalen Muskelwachstums gern alles ausprobiert wird, was irgendwie Erfolg verspricht – sprich im Bodybuilding –, weder Vibrationsplatten noch EMS zu irgendeinem Zeitpunkt Akzeptanz gefunden haben, sondern meist nur noch milde belächelt werden.

»Aber was beweist das schon! Wer legt denn Wert auf die Erfahrungen von Bodybuildern? Kann man solche unästhetischen Muskelmonster überhaupt ernst nehmen?«, werfen kritische Geister jetzt vielleicht ein. Ja, man kann.

Nicht nur, weil die im Bodybuilding entwickelten Trainingsmethoden zum Muskelaufbau inzwischen weltweit Eingang in den Leistungssport gefunden haben und an sportwissenschaftlichen Fakultäten von Universitäten gelehrt werden. Sondern auch, weil Bodybuilder dank einiger dieser Methoden oftmals über Jahrzehnte hinweg leistungsorientiert trainieren und mitunter noch im sechsten und siebten Lebensjahrzehnt an Wettkämpfen teilnehmen können, in einem Alter also, in dem Fußballer, Boxer oder Tennisspieler ihre Karriere für gewöhnlich längst beendet haben.

Dass Bodybuilding inzwischen stark in Misskredit geraten ist, hängt vor allem mit dem leider von vielen Bodybuildern noch immer als unumgänglich angesehenen exzessiven Gebrauch aller möglicher Pharmaka zusammen, die zwar den Muskelauf- und Fettabbau enorm stimulieren, aber mit ihren gesundheitlichen Nebenwirkungen schon zahlreiche Bodybuilder frühzeitig ins Grab gebracht haben. Sicherlich ist es korrekt, wenn man annimmt, dass das Aussehen eines Arnold Schwarzenegger ohne den Einsatz derartiger Mittel gar nicht möglich wäre. Schwarzenegger hat in den 1970er Jahren auf dem Höhepunkt seiner Karriere die Anwendung von Anabolika unumwunden vor laufender Fernsehkamera eingeräumt und dieses Geständnis auch in seiner Autobiografie wiederholt [41]. Aber Bodybuilding existierte schon lange vor Arnold Schwarzenegger und auch schon lange vor dem Beginn des Anabolikazeitalters im modernen Sport. Beschäftigt man sich mit seiner Geschichte etwas genauer, stößt man auf Erstaunliches. Denn im Gegensatz zu dem, was einige chemieverliebte Extremisten heute »Hardcore«-Bodybuilding nennen, war das ursprüngliche Bodybuilding, das »Aufbauen des Körpers«, einstmals der Gesundheitssport schlechthin.

Bereits im Jahr 1833 forderte ein früher Befürworter des Krafttrainings namens Ernst Eiselen in einem Buch mit dem Titel »Hantelübungen für Turner und Zimmerturner«, dass Hanteln »auf keinem Arbeitstische eines Gelehrten fehlen [sollten], jedes mehrstündige Sitzen müsste ein solcher durch kurze Hantelübungen unterbrechen; ja ich glaube, dass ein tüchtiges Durcharbeiten mit den Hanteln in einer Viertelstunde mehr wirkt, als ein einstündiger Gang. Fleißiges Hanteln würde die Unterleibserkrankungen der sitzend Arbeitenden gewiss sehr vermindern.« [36]

Und tatsächlich entwickelte Krafttraining im Rahmen der so sogenannten »Lebensreformbewegung« bereits gegen Ende des 19. Jahrhunderts eine gewisse Popularität. Wer es sich leisten konnte, trainierte in einem der in ganz Europa verbreiteten »Körperbildungsinstitute« oder »Trainierschulen«, wer es nicht konnte, trimmte sich zuhause auf der Grundlage von Trainingsplänen, die in massenhaft gedruckten Broschüren verbreitet wurden. Selbst ausgeklügelte Trainingsmaschinen gab es bereits, konstruiert vom schwedischen Arzt Gustav Zander. Forschungen des Göttinger Sporthistorikers Prof. Bernd Wedemeyer-Kolwe ergaben, dass im Deutschen Kaiserreich zwischen 1884 und dem Ersten Weltkrieg »knapp 80 autorisierte Zander-Studios« ihre Dienste anboten, »um Kranken und Rekonvaleszenten mittels dosierter Belastung und isolierter Muskelübung [...] die Gesundung ihrer Organe, Muskeln oder Gelenke zu erleichtern.«

Ein Studienabbrecher und Lebenskünstler, der auf dieser Welle ganz oben schwamm und mit dem Betrieb von Körperbildungsinstituten, dem Verkauf von Trainingskursen, Hanteln und Zugapparaten sowie der Organisation von »Körperschönheitskonkurrenzen« Millionen verdiente, gilt heute als Begründer des modernen Bodybuildings: Eugen Sandow. Sandow (1867-1925) trat bei Weltausstellungen als »lebende griechische Statue« auf, sein Bild zierte Tausende Postkarten (siehe Abbildung auf der folgenden Seite) und seine Popularität brachte ihm die Freundschaft berühmter Zeitgenossen wie Thomas Alva Edison ein, der Sandows eindrucksvolle Körperentwicklung sogar in einem Kurzfilm für die Ewigkeit festhielt. [37]

Zwei verheerende Weltkriege vermochten es allerdings, die Erinnerung an diese stürmische Pionierzeit weitgehend aus dem öffentlichen Bewusstsein zu tilgen. Ins Blickfeld des Gesundheitsbewusstseins der Nachkriegszeit rückte nicht das Krafttraining, sondern der Ausdauersport. Durch die nunmehr zur Verfügung stehenden Technologien zur Massenproduktion von Antibiotika und Impfstoffen wurden Infektionskrankheiten als Haupttodesursache

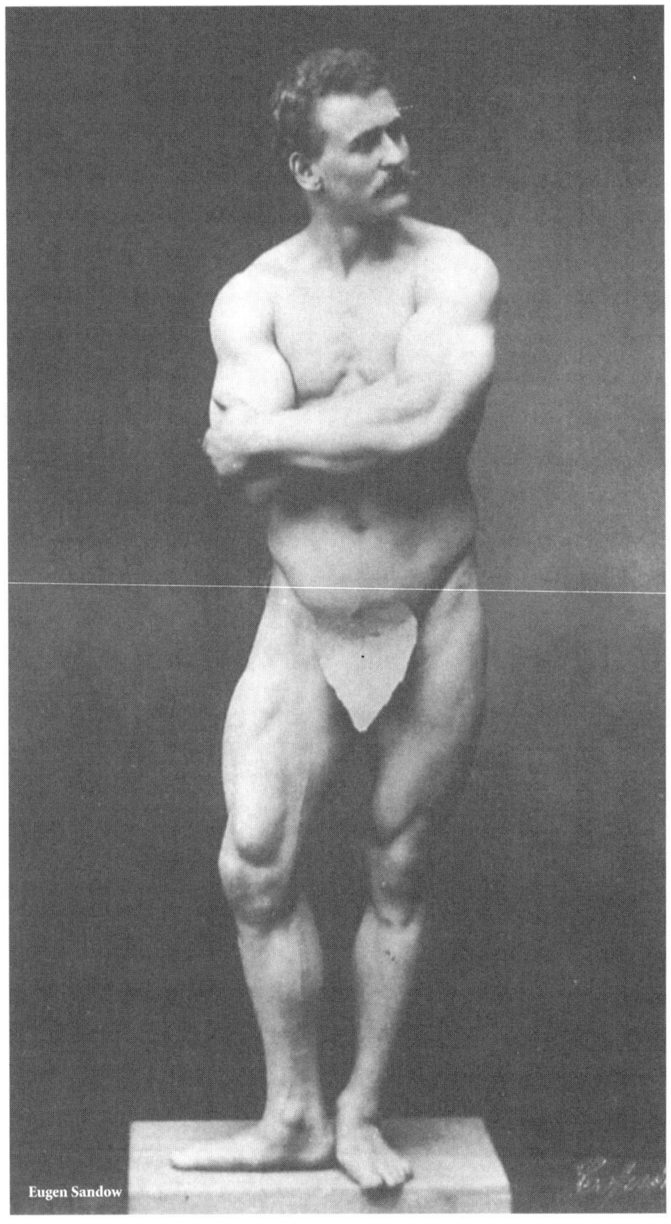

Eugen Sandow

zumindest in Europa Geschichte. Die durchschnittliche Lebenserwartung wuchs deutlich an und an die Spitze der Todesursachenstatistik traten nunmehr die Erkrankungen des Herz-Kreislauf-Systems. Als deren Ursache identifizierte die Medizin recht bald Übergewicht, verursacht durch Bewegungsmangel und Überernährung. Systemübergreifend setzten die Sportmediziner in Ost und West nun gleichermaßen auf den Ausdauersport als Gegenmittel. »Lauf Dich gesund!«, hieß es im deutschen Osten, »Trimm Dich!« im Westen.

Erst im Ergebnis der Bodybuildingwelle kam es dann wieder zu einer vermehrten Popularität des Krafttrainings. Die bis dahin eher ablehnende Sportwissenschaft entdeckte zahlreiche positive Wirkungen regelmäßig durchgeführter Krafttrainingsübungen für die »Volksgesundheit« – in der DDR übrigens schon in den 1960er Jahren, in der BRD erst etwa 20 Jahre später. Als bundesdeutsche Sportwissenschaftler im Jahr 1983 während eines internationalen Symposiums in Freiburg einforderten, endlich die Vorteile der im Bodybuilding entwickelten Trainingsmethoden zu akzeptieren, gab es in der Bundesrepublik längst Hunderte Bodybuilding-Studios. [42] Die beiden ersten hatten bereits in den 1950er Jahren in Westberlin und Schweinfurt eröffnet.

Bald jedoch griff der Anabolikagebrauch im Bodybuilding beängstigend um sich und produzierte Körper, die von der breiten Masse nicht mehr als »schön« empfunden wurden. Immer mehr Studiobesitzer distanzierten sich vom Bodybuilding und tauften ihre Trainingsstätten in »Fitness-Studios« um. »Fitness« allerdings ist ein überaus dehnbarer Begriff. Während Bodybuilder immer schon genau wussten, was sie wollten, konnte und kann man unerfahrenen »Fitnesskunden« so ziemlich alles verkaufen – bis zum heutigen Tag. Der Phantasie sind dabei offenbar keine Grenzen gesetzt. »Rüttelplatten«, »Fitness für Faule« auf Trainingsmaschinen, die sich von selbst bewegen, und Training »unter Strom« wurden bereits erwähnt. Groß in Mode sind zum Zeitpunkt der Niederschrift dieser Zeilen gerade »Zumba-Kurse«, das Training mit »Kettlebells« und »CrossFit«. Das alles mag irgendwie Spaß machen, aber nichts davon würden die Verfasser als gesund einordnen. Denn bei all diesen Aktivitäten kommt es, bedingt durch schnelle und koordinativ anspruchsvolle Bewegungen, zu enormen Gelenk- und Herz-Kreislauf-Belastungen.

Wohl der Erste, der sich von all diesen Modewellen absetzte und schon in den 1970er Jahren konsequent auf pures, unverfälschtes Krafttraining zur Gesundheitsförderung setzte, war der ehemalige Schweizer Boxtrainer Werner Kieser. Mit Erfolg – weltweit existieren inzwischen Hunderte sogenannte Kieser-Studios. In ihnen gibt es weder Musik noch Kurse noch fetzige Poster an der Wand, und selbst nach Ausdauertrainingsgeräten und Hanteln sucht man vergebens. Dafür findet man einen umfangreichen Gerätepark aus Trainingsmaschinen – gewöhnlich der Marke Nautilus. Ein findiger US-Amerikaner namens Arthur Jones hat sie vor rund einem halben Jahrhundert – wen wundert es – für Bodybuilder konstruiert [38].

Man mag über die Auffassung von Werner Kieser, dass nur eine einzige Übungsserie an diesen Maschinen dem herkömmlichen Training mit Lang- und Kurzhanteln überlegen sei, lange diskutieren können. Angesichts der bizarren Blüten, welche die moderne Fitnessbranche immer wieder produziert, heben sich Studios, die konsequent auf gesundheitsorientiertes Krafttraining setzen, jedenfalls wohltuend ab.

*

KAPITEL 3

FALLBEISPIELE

Dieses Kapitel bildet den eigentlichen Schwerpunkt des vorliegenden Buches. Auf der Grundlage ausgewählter Fallbeispiele wird aufgezeigt, in welchem Ausmaß ein zielgerichtetes, systematisch betriebenes Krafttraining geeignet ist, therapeutische Maßnahmen zu begleiten und den Heilungsprozess günstig zu beeinflussen. Dabei wird im Anschluss an jedes Fallbeispiel auf den thematisch relevanten aktuellen medizinischen und sportwissenschaftlichen Erkenntnisstand Bezug genommen.

3.1 Sabine, 42 Jahre, Autounfall

Ein schwerer Autounfall veränderte das Leben der damals 42 Jahre alten Büroangestellten Sabine von einem Tag auf den anderen dramatisch. Sie erlitt eine Wirbelfraktur im Bereich der Lendenwirbelsäule, mehrere Sehnen- und Muskelabrisse in der linken Schulter sowie ein Schädel-Hirn-Trauma. An die operative Wiederherstellung eines Lendenwirbels sowie eine mittels Schrauben durchgeführte Versteifung des umgebenden Lendenwirbelsäulenabschnitts schlossen sich wochenlange Aufenthalte im Krankenhaus und in einer Rehabilitationseinrichtung an. Auch anschließend war die an sich lebenslustige und attraktive Sabine nur noch in sehr eingeschränktem Maße in der Lage, ihr Leben in gewohnter Weise fortzusetzen. Sie litt fortwährend unter Blockaden und Schmerzen, die sie als »Verspannungen« empfand.

Als sie schließlich eine deutliche Abnahme ihrer Kraft und Muskulatur im Bereich der Taille bemerkte, suchte sie das Sportcenter Hensel in Sauerlach auf, in dem ich damals als Trainer beschäftigt war. In der ihr eigenen humorvollen Art fragte sie mich, was sie tun müsse, um sich irgendwann wieder freistehend und schmerzfrei die Zähne putzen zu können.

Im Ergebnis des von Sabine fortan durchgeführten Muskelaufbautrainings mit Schwerpunkt Bauch-, Rücken- und Brustmuskulatur schwanden nicht nur die schmerzhaften Blockaden, einige Wochen später gelang auch das Zähneputzen wieder schmerzfrei.

Sabines Trainingsübungen im ersten Jahr waren Hyperextensionen, Rudern an der Maschine, Latziehen zur Brust, die Butterfly-Übung, Bankdrücken an der Maschine und Beinpressen an der 45-Grad geneigten Maschine. Alle Übungen wurden im typischen Hypertrophiebereich durchgeführt, d.h. mit einem Widerstand, der 8-15 Wiederholungen pro Satz erlaubt. Bei den meisten Übungen wurde der Trainingswiderstand von Satz zu Satz erhöht und gleichzeitig die Wiederholungszahl pro Satz gesenkt. Nach einem Jahr Training führte Sabine dann auch solche koordinativ anspruchsvollen Freihantel-Übungen wie Kreuzheben, Kniebeugen und Rudern in der Vorbeuge durch, was nochmals enorme Fortschritte brachte. Zur Stabilisierung der Schulter und der Beseitigung von muskulären Dysbalancen in diesem Bereich wurden Kurzhantelübungen für alle drei Schulterköpfe ins Programm eingebaut.

Statt das Training nach Behebung ihrer Probleme zu beenden, tat Sabine das einzig Richtige: Sie setzte das Training fort. Allerdings nicht immer kontinuierlich. Den ursächlichen Zusammenhang zwischen der Besserung ihrer Beschwerden und ihrem Training erfuhr sie nun ganz anschaulich gleich mehrfach. Jedes Mal, wenn Sabine das Training für einige Zeit »schleifen ließ«, weil sie ja nunmehr beschwerdefrei war, setzten erneut gesundheitliche Probleme ein. Das wirkte offenbar überzeugend: Sabine trainiert inzwischen weitgehend ohne Unterbrechungen – bis zum heutigen Tag.

Exkurs 1

Es bedarf keines Autounfalls, um an Rückenschmerzen zu erkranken. Etwa 80 % der deutschen Bevölkerung werden irgendwann im Leben unter Rückenschmerzen leiden, 10 % der Betroffenen werden diese Rückenschmerzen bis ans Ende ihres Lebens nicht wieder los. Diese 10 % verursachen über 90 % der anfallenden Behandlungskosten, was Ende der 1990er Jahre in der Schweiz einem jährlichen finanziellen Volumen von über vier Milliarden Franken, in Deutschland über 50 Milliarden DM entsprach. Die Ausgaben verteilen sich dabei auf die Kosten für ambulante Therapien, Operationen, stationäre nicht operative Behandlungen, Arbeitsausfälle, Umschulungen und Verrentungen. [1] Rückenschmerzen stellen somit das häufigste orthopädische Krankheitsbild dar. [2,3]

Angesichts solcher Zahlen verwundert es nicht, dass die Diskussion des Phänomens »Volkskrankheit Rückenschmerz« nicht nur von medizinischem Sachverstand geprägt ist, sondern auch vom Standpunkt unterschiedlicher Geisteshaltungen und Interessenlagen aus geführt wird. Rücken- und Gelenkbeschwerden waren in vergangenen Jahrhunderten die typische Folge chronischer Überbeanspruchung durch harte körperliche Arbeit in Land- und Forstwirtschaft oder Fabrikhallen. Doch obwohl im 21. Jahrhundert inzwischen rund 80 % aller Deutschen nicht mehr körperlich arbeiten, hält sich auch unter ihnen noch immer hartnäckig die Vorstellung, dass Rückenschmerzen vor allem das Ergebnis von beruflich bedingter muskulärer Überbeanspruchung des Rückens darstellen. Mit dem Unterschied, dass als Auslöser diese Überlastung nicht mehr das Heben und Tragen schwerer Lasten, sondern das stundenlange Sitzen im Büro oder Auto im Gespräch sind. Angesichts vielfach ergonomisch ungünstiger Schul- und Schreibtischstühle lassen sich diese Gedankengänge auch nicht völlig von der Hand weisen. [4] Doch selbst in den Pflege- oder Handwerksberufen, wo tatsächlich noch schwere Lasten gehoben werden, sind Rückenschäden nicht zwangsläufig Schicksal.

Tatsächlich ist jeder Rücken letztlich nur so stark wie die Muskulatur, die ihn stützt. Die im Deutschland des 21. Jahrhunderts bei »Durchschnittsmenschen« ab dem 20. Lebensjahr zu beobachtende Abnahme der Muskelmasse betrifft auch die Muskelgruppen, welche für die Stabilität der Wirbelsäule die Hauptverantwortung tragen, nämlich die Rückenstreck- und Bauchmuskeln. Hinzu kommen die Muskeln, die das Becken stabilisieren, denn die Stellung des Beckens hat maßgeblichen Einfluss auf die Gewährleistung der natürlichen Krümmungen der Wirbelsäule (von Medizinern Lordosen und Kyphosen genannt). Mit der Muskelmasse schwindet auch die Kraft – pro Quadratzentimeter Muskelmasseverlust um etwa 5 Kilopond. Bei ca. zehn Kilogramm Muskelmasseverlust zwischen dem 20. und dem 60. Lebensjahr ergeben sich Kraftverluste, welche sich zwangsläufig auch negativ auf die Stabilität der Wirbelsäule bzw. ihres Bewegungs- und Halteapparates auswirken müssen.

Der international renommierte Orthopäde Prof. Dr. Horst Cotta verweist daher ausdrücklich auf die erhebliche Bedeutung eines leistungsfähigen »Muskelkorsetts« für die Wirbelsäulengesundheit. Vor allem Bewegungsarmut und Unsportlichkeit seien Ursache für die vielfach zu beobachtende Rückbildung der Wirbelsäulenmuskulatur. [4] Eine Untersuchung, die von Mitarbeitern des Institutes für Medizinische Physik der Friedrich-Alexander-Universität Erlangen-Nürnberg durchgeführt und anlässlich des 44. Deutschen Sportärztekongresses 2013 vorgestellt wurde, zeigt auf, dass selbst ein zweimal pro Woche durchgeführtes viertelstündiges Krafttrainingsprogramm bereits nach 14 Wochen eine deutliche Abnahme der Rückenschmerzintensität nach sich zieht.[5]

Insbesondere nach Unfällen und schweren medizinischen Eingriffen wie der im Fallbeispiel genannten operativen Versteifung der Wirbelsäule sind Betroffene oft stark verunsichert. Schmerzen bei jeder Bewegung, aber Ausbleiben von Schmerz bei Ausbleiben von Bewegung lassen dann schnell die Idee aufkommen, dass jede Belastung ein unkalkulierbares Risiko darstellt. Die mit dem Hang zur Bequemlichkeit sehr gut kompatible Empfehlung aus dem Bekannten- oder Kollegenkreis, sich unbedingt zu schonen und bei Schmerzen allenfalls medikamentös oder durch »Massagen« und »Moorbäder« therapieren zu lassen, tut dann ein Übriges.

Sabine hat letztlich die bestmögliche Entscheidung getroffen: Statt fortan ein durch Dauerbehandlungen bei Ärzten, Physiotherapeuten und inzwischen immer häufiger auch Psychologen und Heilpraktikern fremdbestimmtes Dasein zu führen, hat sie ihr Schicksal in die eigenen Hände genommen, auf eigene Kosten und eigenes Risiko – und letztendlich mit Erfolg. Da inzwischen Tausende Menschen die Erfahrung gemacht haben, dass chronische Rückenschmerzen zu den Leiden gehören, die sich bereits nach einigen Wochen Training regelrecht in Luft auflösen, verwundert es nicht, dass sich in Deutschland bereits ganze Studioketten auf Rückenschmerzpatienten spezialisiert haben und das Thema »Rückenfitness« offensiv in ihren Werbekampagnen platzieren.

3.2 Annemarie, 46 Jahre, Anwärterin für eine Lebertransplantation, Osteoporose

Als Annemarie im Jahr 2009 im Sportcenter Hensel in Sauerlach auftauchte, wirkte sie wie ein Häufchen Elend. Ängstlich und vorsichtig berichtete sie von ihrer Krankengeschichte. Aufgrund einer schweren Lebererkrankung war sie fast ein Jahr lang ans Bett gefesselt gewesen und nunmehr von den behandelnden Ärzten auf die Dringlichkeitsliste für eine Lebertransplantation gesetzt worden. Ihre Skelettmuskulatur war auf ein Minimum geschrumpft, ihr Rücken derartig voller fortwährender Blockaden und Verspannungen, dass ihr bereits das bloße Gehen schwer fiel. Als sie mich mit der vorsichtig vorgebrachten Frage konfrontierte, ob sich ihr Zustand durch ein Kraft- und Ausdauertraining möglicherweise verbessern ließe, zuckte ich zunächst innerlich zurück, weil mir die Problemlage zu komplex erschien. Andererseits reizte mich die Herausforderung.

Ein ausgiebiges Gespräch förderte Informationen über ihre Persönlichkeit, ihren beruflichen Werdegang, ihre familiäre Situation, ihre Ernährungsgewohnheiten und letztlich auch ihre christliche Grundeinstellung zutage. Annemarie hatte Humor, sie wünschte sich wieder ein normales Leben und sie wollte zurück in ihren Beruf.

Mit noch immer gemischten Gefühlen vereinbarte ich einen ersten Trainingstermin. Ich war keineswegs davon überzeugt, dass sie wirklich erscheinen würde. Aber Annemarie kam. Mühsam. Schon die Treppen in das in einem Kellergeschoss gelegene Fitness-Studio bereiteten ihr sichtlich Schwierigkeiten. Bei jeder Bewegung signalisierte mir ihr Gesichtsausdruck unübersehbar Schmerzen, gleichzeitig jedoch die Hoffnung, auf diesem Weg Besserung zu bewirken. Eigentlich, so dachte ich, gehört sie nicht hierher, sondern in ein spezialisiertes Rehabilitationszentrum. Aber nun war sie einmal da.

Wir begannen mit langsamem Gehen auf dem Laufband, ersten Bewegungen auf dem Crosstrainer und einer vorsichtigen Bestandsaufnahme an den Kraftgeräten. Dabei ging es zunächst nicht um Belastbarkeit und die Bestimmung der Trainingsgewichte wie bei einem normalen Eingangstest. Bei Annemarie ging es zunächst einmal um die Frage, welche Übungen ihr überhaupt schmerzfrei möglich waren! Nach 25 Minuten waren ihre Kraftreserven aufgebraucht. Ihre Zuversicht jedoch war es nicht.

Von dieser Stunde an erschien sie an jedem zweiten Tag, und es kam die Zeit, als ich sie bremsen musste. Es war eine Freude, mit anzusehen, wie ihr Körper und ihre Seele diese positiven Veränderungen, dieses zunehmende Wohlbefinden, die Wiedererlangung von Beweglichkeit und Leistungsvermögen entwickelten und immer deutlicher ausstrahlten.

Nach einigen Wochen Training schwanden zunächst die Rückenprobleme. Beim gezielten Gerätetraining für alle Hauptmuskelgruppen kletterten die Gewichte in kleinen Schritten kontinuierlich nach oben. Ausgewählt wurden hierfür sechs Trainingsmaschinen mit Schwerpunkt Bein-, Gesäß-, Bauch-, Rücken-, Brust- und Schultermuskulatur. Nach sechs Monaten Training wurden zudem auch die klassischen Freihantelübungen Kreuzheben, Kniebeugen und Rudern in Vorbeuge in das Programm integriert.

Auch der Kontakt mit den anderen Trainierenden wirkte sich offensichtlich förderlich auf ihren Zustand aus: Annemarie kam gern ins Studio, wurde Teil einer Gemeinschaft mit gleichen Zielen – gesund werden, gesund bleiben, sich wohl fühlen, den Körper positiv verändern. Nach etwa drei Monaten mit drei Trainingseinheiten pro Woche konnte sie ihr Pensum auf 45 Minuten Krafttraining an den Geräten und anschließende 20 Minuten Ausdauertraining erweitern. Ihr Wohlbefinden, ihre Lebensfreude und ihr Leistungsvermögen hatten sich um ein Vielfaches verbessert.

Zur größten Überraschung wurde jedoch die ständige Verbesserung ihrer Blutwerte, die einen wichtigen Parameter für den Zustand ihrer Leber darstellten. Ihr behandelnder Arzt hatte sie bereits beglückwünscht, als ein schwerer Rückschlag alle Erfolge zunichte zu machen drohte. Beim Autofahren erlitt Annemarie plötzlich eine starke Blockade im Brustwirbelbereich. Diagnostiziert wurde eine hochgradige Osteoporose der Brustwirbelsäule mit Einbruch der Deckelplatte eines Wirbels. Annemarie wurde ein die Wirbelsäule stabilisierendes Korsett und eine medikamentöse Therapie verordnet. Meine Erfahrung sagte mir aber, dass letztlich weder ein äußerliches Korsett noch Medikamente langfristig geeignet sind, um das die Wirbelsäule stabilisierende »Muskelkorsett« aufzubauen.

Ich bestärkte Annemarie darin, nicht aufzugeben, sondern weiterzumachen. Nach einer vorsichtigen Anlaufzeit kehrte ihr Wille zurück, einige Wochen später konnte sie bereits wieder auf das Korsett verzichten. Nach einem Jahr konnte sie wieder ihr Programm von 45 Minuten Kraft- und 20 Minuten Ausdauertraining absolvieren. Ihr Allgemeinbefinden hatte sich stark verbessert, ihre Blutwerte tendierten gegen normal, ihre Knochendichte war gewachsen und von der Liste der Anwärter für eine Spenderleber konnte sie gestrichen werden.

Exkurs 2

Die Umstrukturierung des bundesdeutschen Gesundheitswesens hat hier mit dem vor einigen Jahren eingeführten System der »Diagnosebezogenen Fallgruppen« (»Diagnosis Related Groups«, besser bekannt als DRGs oder »Fallpauschalen«) Fakten geschaffen, von denen die Fitnessbranche geradezu überrollt wurde. Mit der seither primär aus ökonomischen Erwägungen erfolgenden Einschränkung der medizinischen Leistungen pro »Fall« werden immer mehr Patienten aus der medizinischen Betreuung entlassen, deren Zustand durch weitere therapeutische Maßnahmen durchaus noch zu verbessern wäre. Im Medizinbetrieb wird dieses Phänomen ironisch zugespitzt häufig als »blutige« Entlassung bezeichnet.

Die Patienten können sich freilich weiterbehandeln lassen, beispielsweise bei einem Physiotherapeuten – allerdings auf sogenannter Selbstzahlerbasis, sprich: auf eigene Kosten. Da diese Kosten gewöhnlich nicht unerheblich sind, suchen inzwischen immer mehr gemäß DRG-System »ausbehandelte« Patienten eines der zahlreichen vergleichsweise kostengünstigen Fitness-Studios auf, die sich seit Beginn dieser Entwicklung auf genau diese Kunden spezialisiert haben und Trainingsmaßnahmen anbieten, welche vor Einführung des Fallpauschalensystems vielfach noch selbstverständliche Elemente der medizinischen Anschlussheilbehandlung darstellten.

Ein Problem dieser Entwicklung besteht freilich darin, dass es gewöhnlich keine direkte Zusammenarbeit zwischen Arzt und Fitnesstrainer gibt (Ausnahmen bestätigen die Regel, wie später noch dargestellt wird). Während ein Physiotherapeut ganz selbstverständlich die während der Diagnose erhobenen Daten vom behandelnden Arzt überstellt bekommt, um das weitere Therapiekonzept darauf aufzubauen, ist der Fitnesstrainer gemeinhin auf die Informationen angewiesen, die ihm der Trainierende selbst zukommen lässt. Da diese Informationen durchaus lückenhaft oder gar falsch sein können, birgt die Arbeit mit Fitnesskunden wie Annemarie stets ein Restrisiko.

Klar auf der Hand liegt seit Jahren, dass Krafttraining einen positiven gesundheitlichen Effekt auf die Knochendichte hat, da Druck-, Zug- oder Biegespannungen, welche die Muskeln auf die Knochen übertragen, durch die Stimulation der Knochenbildungszellen (Osteoblasten) den Einbau von Mineralstoffen in die Knochengrundsubstanz (Knochenmatrix) anregen. Diese Effekte lassen sich selbst bei Frauen nach Abschluss der Wechseljahre beobachten. Bemerkenswert ist in diesem Zusammenhang, dass Ausdauertraining weitaus geringere Effekte bezüglich einer Zunahme der Knochendichte zeigt. [12]

Klar ist auch, dass eine durch Kraft- und Ausdauertraining erfolgende Aktivierung der Skelettmuskulatur über die Freisetzung Hunderter erst seit Mitte der 2000er Jahre in der Physiologie bekannter muskeleigener Botenstoffe (Myokine) Einflüsse auf zahlreiche in wesentlichen Teilen noch unbekannte bzw. unverstandene Stoffwechselvorgänge hat. Die von der University of Copenhagen vorgestellten Ergebnisse zur Wirkung der Myokine lassen inzwischen in der Medizin die Frage aufkommen, ob der menschliche Skelettmuskel nicht vielleicht sogar wie die klassischen Hormondrüsen als endokrines Organ aufzufassen sei. [6]

Was bislang etwas esoterisch anmutend gern als »Heilkraft der Bewegung« bezeichnet, aber vielfach nicht so recht erklärt werden konnte, dürfte somit in wesentlichem Maße auch mit der Wirkung von Myokinen zu begründen sein. Ob bzw. in welcher Weise das von Annemarie betriebene Kraft- und Ausdauertraining in Zusammenhang mit der Ausheilung ihrer nicht näher beschriebenen, aber offenbar sehr ernsthaften Lebererkrankung in Zusammenhang gebracht werden kann, muss daher offen bleiben. Prof. Dr. Wildor Hollmann und Prof. Dr. Theodor Hettinger verweisen in ihrem Standardwerk »Sportmedizin« darauf, dass bei bestimmten chronischen Lebererkrankungen mit nekrotisierenden Schüben (intervallartig absterbendes Gewebe – d.V.) und damit einhergehenden Komplikationen (z.B. bei Leberzirrhose – d.V.) sportliche Aktivität unterlassen werden sollte, merken aber in diesem Zusammenhang auch an, dass »die Leber körperliche Belastung viel besser verkraftet, als in früheren Jahrzehnten angenommen wurde«. [10] Abschließend sei bemerkt, dass eine durch ein gezieltes Körpertraining vorgenommene Verbesserung des physischen und – nicht zuletzt – psychischen Allgemeinzustandes in vielen Fällen zumindest geeignet ist, um optimale Rahmenbedingungen für eine medizinische Therapie zu schaffen. Mehr zu diesem Thema im Unterkapitel 4.8 über den Fall der Krebserkrankung der Frau Vogel.

3.3 Ralf, 14 Jahre, Seh-, Hör- und Sprachbehinderung, fehlendes Selbstwertgefühl

Mitte der 1970er Jahre leitete ich im mecklenburgischen Gadebusch in einem Raum ohne Heizung und Fenster eine Trainingsgruppe ostdeutscher Gewichtheber und Kraftsportler. Es muss um das Jahr 1974 gewesen sein, als der damals 14 Jahre alte Ralf gemeinsam mit seiner völlig verzweifelt wirkenden Mutter zu mir in den Kraftraum kam. Ralf war stark sehbehindert, stark hörbehindert, wies leichte Sprachstörungen auf und war offensichtlich völlig unsportlich. In der Schule wurde er permanent unterdrückt, gehänselt, verlacht und ausgestoßen.

Auf die Bitte seiner Mutter hin nahm ich Ralf in die Trainingsgruppe auf. Schon bald spürte ich, dass Ralf das Training »wollte«, dass er hier eine reale Chance sah, sich erst an den Hanteln und schließlich im Leben zu behaupten. Ralf ließ keine Trainingseinheit ausfallen, befolgte alle meine Anweisungen überaus gewissenhaft und trainierte trotz seines vermeintlich geringen Potenzials äußerst verbissen, was ihm nicht nur meine Achtung einbrachte, sondern die der gesamten Trainingsgruppe. Zunächst führte er hauptsächlich Übungen durch, bei denen das eigene Körpergewicht zu überwinden ist: Schlussweitsprung, Liegestütze, Klimmzüge, Kniebeugen, Dips am Barren. Später kamen die klassischen Langhantelübungen hinzu, insbesondere Bankdrücken und Kniebeugen mit der Langhantel auf den Schultern.

Ralf zählte bald zu den »starken Männern« der Kleinstadt Gadebusch. Sein Sportlehrer berichtete mir, dass er im Sportunterricht mehr Mut zeigte und deutlich stärker geworden sei, was ihm auch in seiner Klasse zu mehr positiver Aufmerksamkeit verhalf. Eines Tages schließlich suchte mich Ralfs Mutter auf und berichtete glücklich: »Herr Löwe, gestern hat mein Sohn sich auf dem Schulhof das erste Mal erfolgreich mit seinen Fäusten zur Wehr gesetzt!«.

Er musste dieses Mittel nie wieder einsetzen, denn er wurde nun zusehends stärker und sportlicher, errang nach zwei Jahren Training schließlich den Bezirksmeistertitel im Kraftsportmehrkampf und im Schwimmbad anerkennende Blicke. Auch im Bereich seiner schulischen Leistungen wirkte sich diese Persönlichkeitsveränderung offensichtlich positiv aus. Er schloss die 10. Klasse mit dem Prädikat »gut« ab, absolvierte eine Ausbildung zum Buchdrucker und eröffnete einen kleinen Handwerksbetrieb. Dem Kraftsport blieb er treu.

Exkurs 3

Die Entwicklung der sozialen Beziehungen von Kindern und Jugendlichen folgt eigenen Gesetzen, und jeder Lehrer und Erzieher weiß, dass seine diesbezüglichen Einflussmöglichkeiten begrenzt sind. Kinder und Jugendliche mit Behinderungen, körperlichen Einschränkungen oder erkennbarer physischer Unterlegenheit werden oftmals zum bevorzugten Daueropfer von Demütigungen oder gar unverhohlenen Gewaltakten, was ihre Persönlichkeitsentwicklung nachteilig beeinflussen und schlimmstenfalls zu dauerhaft ausgeprägten Minderwertigkeitsgefühlen führen kann. Allen Vorstellungen von den »geistigen Werten« der christlich-abendländischen Kultur zum Trotz ist Persönlichkeitsentwicklung im Kindes- und Jugendalter eben weit mehr als nur geistige Entwicklung.

Die Verbesserung der physischen Konstitution durch ein gezieltes Muskelaufbautraining gerade bei konstitutionell benachteiligten Jungen in der Pubertät vermag regelrechte Wunder bezüglich der Ausbildung einer stabilen Persönlichkeit zu bewirken. Auf Grund der in diesem Alter verstärkt einsetzenden Produktion des Sexualhormons Testosteron ist Krafttraining in diesem Alter überaus produktiv. Die raschen Fortschritte beim Aufbau von Kraft und Muskulatur wiederum lassen das Vertrauen in die Möglichkeit anwachsen, die eigene physische Entwicklung bewusst steuern zu können, statt ihr schicksalhaft ausgesetzt zu sein. Von dieser Erkenntnis bis zur Überlegung, auch die geistige, schulische und berufliche Entwicklung dem eigenen Willen zu unterwerfen, statt die Dinge dem »Selbstlauf« zu überlassen, ist es dann nur noch ein kleiner Schritt.

Die Idee vom »Selbstlauf der körperlichen Entwicklung« bei Kindern und Jugendlichen ist als romantisches Ideal einer unbeschwerten Kindheit jedoch noch immer in vielen Köpfen präsent. »Kinder sollen Kinder sein!«, heißt es dann gern, und als Alternative zu einem vorgeblich »stumpfsinnigen« und womöglich »die Gelenke schädigenden« Krafttraining im Kindes- und Jugendalter wird das unbeschwerte Herumtollen in Wald und Feld, Fußball, Räuber-und-Gendarm-Spielen und Herumturnen am Klettergerüst beschworen. Tatsächlich haben Kindergenerationen der Vergangenheit, denen auch die Autoren angehören, eine Kindheit mit derartigen Entwicklungsimpulsen für den Bewegungsapparat noch erleben können.

Inzwischen haben sich die Verhältnisse jedoch dramatisch gewandelt, und zwar mit einer deutlichen Tendenz zu »Kinder-Intensivhaltung im Wohnzimmer«. Dazu tragen nicht nur die Verlockungen der Unterhaltungselektronik bei – im Jahr 2013 besaß bereits jedes dritte deutsche Kind ein Smartphone –, sondern auch die Ängste zahlreicher Eltern, ihre Kinder angesichts beängstigender Medienberichte noch unbeaufsichtigt außerhalb der eigenen vier Wände spielen zu lassen. So verwundert es nicht, wenn deutsche Sportwissenschaftler wie Prof. Hans Ehlenz und Prof. Manfred Grosser bereits um die Mitte der 1990er Jahre feststellen: »Kinder im späten Schulkindalter (9-12 Jahre) und in der puberalen Phase fallen fast ausnahmslos durch eine Schwäche der Haltemuskulatur, insbesondere des Rumpf-, Hüft- und Schulterbereiches auf [...] Die Schwäche dieser Muskulatur bedeutet jedoch eine reduzierte Funktionsfähigkeit der gesamten Muskulatur und auf lange Sicht auch eine Überlastung des passiven Bewegungsapparates (Knochen, Gelenke); eine gezielte Förderung der Muskelentwicklung erscheint deshalb zwingend notwendig.« Als Beginn der Trainierbarkeit der Kraft bei Kindern benennen sie das 7. bis 9. Lebensjahr, allerdings sollten sehr hohe Intensitäten gemieden werden, um das Längenwachstum nicht durch einen vorzeitigen Verschluss der Epiphysenfugen zu gefährden. [9]

3.4 Hans, 55 Jahre, Adipositas

Der im Verlagswesen der Katholischen Kirche in leitender Position beschäftigte, hoch gebildete Hans fand Ende der 1980er Jahre den Weg ins Fitness-

Studio. Hans litt unter seiner körperlichen Fülle und seiner aus permanenter Bewegungsarmut resultierenden desolaten physischen Leistungsfähigkeit. Zudem hatte er den Eindruck, dass sein körperliches Erscheinungsbild seine berufliche Autorität beeinträchtigte. Aller christlichen Erziehung zum Trotz weigerte er sich, diesen Zustand als gottgewolltes Schicksal zu akzeptieren. Er wollte sein Aussehen dauerhaft verändern und letztendlich einen gesunden Lebensabend verbringen.

Bislang hatte er kaum Gedanken darauf verschwendet, Maßnahmen zur körperlichen Ertüchtigung in seinen Lebenswandel zu integrieren. Da es in der DDR keine Fitness-Studios gab, begann er zunächst zuhause damit, regelmäßig einen kleinen, von mir erstellten Trainingsplan – einen Mix aus Ausdauer- und Krafttraining – abzuarbeiten und erste Erfolge zu verzeichnen. Als ich nach dem Fall der Berliner Mauer ein eigenes Studio eröffnete, wurde er sofort Mitglied. Kern seines Trainings waren neben Übungen an den Ausdauergeräten zum Fettabbau vor allem Bankdrücken, Kniebeugen, Seitheben mit Kurzhanteln, Überzüge mit der Kurzhantel und Bauchmuskeltraining. Wichtig war mir dabei vor allem, dass durch die Möglichkeit, bei den Übungen im Verlaufe der Zeit mehr Gewicht auflegen zu können, nicht nur sein Stoffwechsel, sondern auch sein Selbstbewusstsein angeregt wurde.

Mit viel Freude beobachtete ich, wie sich im Ergebnis von drei wöchentlichen Ganzkörper-Trainingseinheiten im Verlaufe der Zeit nicht nur sein körperliches Erscheinungsbild, sondern seine gesamte Persönlichkeit zum Positiven veränderte. Sein Auftreten wurde dynamischer, sein Körper richtete sich im Ergebnis der gestrafften Muskulatur buchstäblich auf, sein Bauchumfang reduzierte sich merklich und seine kräftigeren Schultern machten schließlich neue Hemden und Anzüge erforderlich. Seit über 20 Jahren ist er nunmehr dem Fitnessgedanken treu, aus der ursprünglichen Trainingsbetreuung wurde eine bis heute andauernde Freundschaft.

Exkurs 4

Die Entwicklung der Fettleibigkeit (Adipositas) zu einem Massenphänomen vormals nur westlicher, inzwischen aber auch immer mehr östlicher Industriestaaten beschäftigt nicht nur Wissenschaftler, sondern zunehmend auch Politiker, welche sich mit den volkswirtschaftlichen Konsequenzen dieser Entwicklung auseinanderzusetzen haben, allen voran den wachsenden Kosten des öffentlichen Gesundheitswesens. Denn Fettleibigkeit ist keineswegs lediglich ein Problem der Ästhetik, über die man letztlich geteilter Auffassung sein kann, sondern gilt in der Medizin vor allem als ein Risikofaktor für das Auftreten von Herz-Kreislauf-Erkrankungen.

Gemäß eines im Jahr 2003 von der »Deutschen Zeitschrift für Sportmedizin« veröffentlichten »Positionspapiers zum Krafttraining mit Älteren und Kranken« ist die im Verlaufe des Lebens bei den meisten Menschen zu beobachtende »Änderung der Körperkomposition« (im Sinne einer Abnahme der Muskelmasse und Zunahme des Körperfettanteils) zwar auch »genetisch determiniert, wird aber über den individuellen Ernährungs- und Aktivitätsstatus entscheidend geprägt.« Als daraus resultierende Risikofaktoren für das Entstehen von Herz-Kreislauf-Erkrankungen werden an gleicher Stelle genannt: Periphere Insulinresistenz, Hyperinsulinismus, verminderte periphere Ansprechbarkeit auf Katecholamine und Androgene, erhöhter Anteil an atherogenen Low-Density-Lipoprotein-Partikeln und vermehrte Lipidperoxydation. Es erscheine daher »mit steigendem Lebensalter um so wichtiger, über Faktoren wie eine regelmäßige körperliche Aktivität in Verbindung mit einer gezielten Ernährung den Anteil der Körpermasse zu Gunsten der Muskulatur und zu Lasten des Fettanteils günstig zu beeinflussen«. [7]

Angesichts einer Verbrennung von lediglich rund 700 kcal bei einem Zehntausend-Meter-Lauf (bei guter Lauftechnik und ca. 60 kg Körpergewicht) ist es allerdings verständlich, dass die von zahlreichen Abnehmwilligen seit Jahren praktizierten Ausdauertrainingsprogramme beim Blick auf die Waage immer wieder nur Enttäuschung auslösen. Die wahrscheinlichste Ursache: Viele Übergewichtige beginnen ihr Training nach Jahren körperlicher Inaktivität in einer oftmals sehr desolaten Verfassung. Die Folge ist, dass sie bereits körperlich erschöpft sind und die Trainingseinheiten beenden müssen, bevor in nennenswertem Umfang Energie aus den überreichlich vorhandenen Fettreserven bereitgestellt wurde. Die körperliche Erschöpfung wird dann fälschlich als hoher Energieverbrauch interpretiert, was aber offenbar »auch nichts bringt«.

Stößt man dann noch auf Publikationen wie »Esst endlich normal!«, in denen schon der Klappentext verkündet: »Es gibt keine Diät und keine Sportart, mit der wir dauerhaft abnehmen« [8], ist schnell jede weitere Motivation gebrochen. Falls sich »wir« hier auf »uns Normalbürger« mit einem »normalen« Lebenswandel bezieht, dann ist solchen Aussagen und den Studien, auf die sie sich beziehen, wohl sogar zuzustimmen. Denn zwar eignet sich Ausdauersport wie Laufen oder Rad fahren hervorragend, um abzunehmen – allerdings nur, wenn man die erforderliche Zeit mitbringt. Dieser Zeitaufwand jedoch ist mit einem nach bundesdeutschem Verständnis »normalen Lebenswandel« kaum in Einklang zu bringen. Auch im Amateurbereich trainieren Radsportler oder Triathleten heute nicht selten mehrere Stunden täglich. Berufstätige Nicht-Leistungssportler mit familiären Verpflichtungen sind dazu gewöhnlich kaum in der Lage.

Selbst Wettkampfbodybuilder mit einem weit überdurchschnittlichen Muskelmasseanteil können ihren Körperfettanteil vor einem Wettkampf durch ein tägliches 30-Minuten-Ausdauertraining nur dann erfolgreich reduzieren, wenn sie gleichzeitig eine extrem energiereduzierte Diät einhalten. Allerdings erreichen sie auf diese Weise Körperfettanteile von unter 10 %. Um schlank zu wirken, würden bereits 20-25 % vollauf genügen. Die Tatsache, dass es Bodybuildern trotz eher moderaten Ausdauertrainings gewöhnlich gut gelingt, ihren Körperfettanteil unter Kontrolle zu behalten, richtet den Fokus auf einen entscheidenden Aspekt des Unterfangens, schlank zu werden oder es zu bleiben: den Muskelmasseanteil, medizinisch den »Anteil an aktiver Körpermasse« genannt. Denn anders als Fettgewebe »verbraucht« Muskelgewebe auch im Ruhezustand viel Energie. In der Physiologie bezeichnet man diesen Energieumsatz als »Grundumsatz« bzw. »Ruheumsatz«. Mit dem Anteil an Muskelmasse wächst dieser Ruheumsatz erheblich an.

Ein gezieltes Muskelaufbautraining führt daher bei übergewichtigen Menschen oftmals zu der paradox anmutenden Erscheinung, dass das Gewicht konstant bleibt, während gleichzeitig der Bauchumfang schrumpft. Die Erklärung ist darin zu suchen, dass die Skelettmuskulatur mit einem Wasseranteil von ca. 75 % eine wesentlich höhere Dichte und damit pro Kubikzentimeter auch ein höheres Gewicht aufweist als das gleiche Volumen Fettgewebe. Dies ist jedoch keineswegs problematisch, denn letztlich ist es nicht das Körpergewicht an sich, sondern der überdimensionale Körperfettanteil, der das körperliche Erscheinungsbild und die Gesundheit beeinträchtigt.

Dies führt langsam offenbar auch zu einem Umdenken in Bezug auf die Aussagefähigkeit des so genannten Body Mass Index (BMI), bei dem, ungeachtet des individuellen Anteils an Muskelmasse und Körperfett, in einigen deutschen Amtsstuben ein Überschreiten der »magischen Grenze« von 30 noch immer pauschal als »Adipositas« interpretiert wird. Dabei lassen sich nur mit dem Bandmaß und ein wenig Kopfrechnen wesentlich aussagefähigere Verfahren zur Bestimmung der »kritischen Grenze« des Körperfettanteils durchführen. Bei der Berechnung des Taille-Hüft-Quotienten etwa wird der Umfang der Taille durch den Umfang der Hüfte dividiert. Liegt der ermittelte Wert bei Männern unter 1,0 und bei Frauen unter 0,85, besteht kein Grund zur Beunruhigung. Liegt er darüber, erscheint nach gegenwärtigem medizinischen Kenntnisstand eine Intervention im Sinne eines gezielten Trainings- und Ernährungsprogramms sinnvoll. Denn seit einigen Jahren ist bekannt, dass nicht nur das Muskel-, sondern auch das Fettgewebe spezifische Botenstoffe produziert. Doch während die Myokine der Skelettmuskulatur unserem Stoffwechsel offenbar nur förderlich sind, stehen die »Adipokine« genannten Botenstoffe des Bauchfettes im Verdacht, in den Herzkranzgefäßen die Arteriosklerose zu fördern und damit das Herzinfarktrisiko in die Höhe schnellen zu lassen.

Wohl nur die wenigsten Menschen, die sich irgendwann im Verlaufe ihres Lebens zu einem gezielten Muskelaufbautraining entschließen, werden durch den Aufbau von zusätzlicher Muskelmasse die Figur eines Bodybuilders erlangen. Im Grunde genommen müsste man bei ihnen nämlich zunächst weniger von einem Muskelaufbautraining, sondern vielmehr erst einmal von einem »Muskel-Wiederaufbau-Training« sprechen.

Wie eine eindrucksvolle, 1990 von einer skandinavischen Forschergruppe vorgestellte Studie aufzeigen konnte, büßen sogar regelmäßig trainierende Ausdauersportler im Verlaufe ihres Lebens deutlich Skelettmuskelmasse ein – im Gegensatz zu Kraftsportlern, bei denen diese Verluste wesentlich geringer ausfallen. [14] Denn für den Erhalt der Muskelmasse ist nicht die Anzahl, sondern die Intensität der Muskelkontraktionen entscheidend. Beim Ausdauertraining ist diese Intensität zu gering. Weder Radfahren, noch Jogging, Schwimmen oder das gegenwärtig so populäre Nordic Walking, sondern nur Kraftbelastungen können die erforderlichen Intensitäten erzeugen. Da aber die meisten Menschen solche Belastungen im Verlaufe ihres Lebens intuitiv oder sogar bewusst zunehmend meiden und uns die Erfindung von Rollkoffern, Rolltreppen und Fahrstühlen immer mehr Kraftbelastungen abnimmt, verwundert es nicht, dass Durchschnittsdeutsche zwischen dem 20. und dem 60. Lebensjahr rund ein Drittel ihrer Muskelmasse (etwa zehn Kilogramm!) einbüßen.

Dass die meisten Menschen aber im Verlauf des Lebens nicht ab-, sondern zunehmen, hängt damit zusammen, dass sie diesen Muskelmasseverlust durch Fettgewebezuwachs mehr als ausgleichen – es kommt zu der bereits beschriebenen »Veränderung der Körperkomposition«. Wer also im mittleren oder bereits weiter fortgeschrittenen Lebensalter mit einem gezielten Muskelaufbautraining beginnt und es gleichzeitig schafft, die in unseren Breiten inzwischen leider zur Normalität avancierte Überernährung abzustellen, wird sich weniger der Figur eines Wettkampfbodybuilders annähern, sondern eher der eigenen jugendlich-schlanken Gestalt, die viele Menschen zwar einmal hatten – aber vor langer, langer Zeit.

3.5 Detlef, Mitte 50, künstliches Kniegelenk, Arthrose

Als er den 50. Geburtstag hinter sich hatte, spürte mein langjähriger Freund

und früherer Bodybuilder Detlef immer häufiger seine Knie. Schließlich, als die Schmerzen immer stärker wurden, suchte er medizinische Hilfe. Was er zuerst erhielt, war eine niederschmetternde Diagnose: Arthrose im fortgeschrittenen Stadium in beiden Kniegelenken. Es folgten mehrere Operationen, die aber keine Linderung brachten. Detlef nahm nun nachts regelmäßig starke Schmerzmittel ein, um weiter seinem Beruf nachgehen zu können, allerdings machten ihm die Nebenwirkungen zu schaffen. Hinzu kam seine Unzufriedenheit mit seinem allgemeinen Fitnesszustand. Schließlich folgte er dem medizinischen Rat, sich Kniegelenkendoprothesen (»künstliche Kniegelenke«) einsetzen zu lassen. Zunächst wurde das rechte Knie operiert, zwei Jahre später sollte das linke Kniegelenk folgen.

Im Anschluss an die erste Operation klagte er jedoch über die zu geringe Beugefähigkeit des operierten Knies, welche sowohl den Alltag als auch das angestrebte nachfolgende Muskelaufbautraining behinderte. Dies war der Zeitpunkt, als wir uns zur Aufnahme eines speziellen Trainings entschlossen. Zentrales Element dieses Trainings wurde die 45-Grad-Beinpresse. Ergänzt wurde dieses Training durch Beinstrecken und Beinbeugen an der Maschine. Alle Übungen wurden einbeinig durchgeführt, wobei das operierte Bein stets zuerst belastet wurde. Der Widerstand sowie die Wiederholungs- und Satzzahlen für das nicht operierte Bein wurden genauso gewählt wie für das operierte Bein, um die Entwicklung muskulärer Dysbalancen auszuschließen. Bereits nach zehn Tagen Training mit geringer Gewichtsbelastung war Detlef in der Lage, mit dem operierten Knie ohne Schmerzen wieder bis in die 90-Grad-Beugeposition zu gelangen.

Interessanterweise verringerten sich jedoch auch die Schmerzen in dem noch nicht operierten Knie. Schließlich konnten nicht nur die Schmerzmittel, sondern auch der noch ausstehende zweite OP-Termin abgesetzt werden. Mit dem nun gewachsenen Optimismus erhöhte sich auch die Bereitschaft, die Essgewohnheiten in vernünftige Bahnen zu lenken. Inzwischen trainiert Detlef wieder regelmäßig viermal pro Woche je eine Stunde lang.

Exkurs 5

Ein gezieltes Muskelaufbautraining nach dem Einsetzen eines künstlichen Knie- oder Hüftgelenks gehört in der Bundesrepublik Deutschland inzwischen zu den Standardelementen der sogenannten medizinischen Anschlussheilbehandlung. Nach dem im Vergleich zum »künstlichen Knie« weitaus häufigeren Einsetzen einer Hüft-Total-Endoprothese (»künstlichen Hüfte«) sind Patienten oftmals sehr überrascht, wenn sie bereits 24 Stunden nach der Operation, mental möglicherweise auf eine längere Liegezeit eingerichtet, vom Physiotherapeuten unsanft aus der vermeintlich wohlverdienten Bettruhe gerissen und, mit fachlich versiertem Griff gestützt, über den Krankenhausflur geführt werden. Grund für die schnelle Belastung mit nachfolgendem meist gerätegestützten Muskelaufbautraining ist die einer Operation gewöhnlich lange vorausgehende Schonhaltung, welche die Patienten zur Vermeidung von Schmerzen einnehmen.

Der daraus resultierende Muskelabbau zieht eine mangelhafte Gelenkstabilisierung nach sich, was über die Veränderung des Gangbildes den kompletten Bewegungsapparat beeinträchtigen kann. Beim Einsetzen künstlicher Kniegelenke kommt hinzu, dass Rezeptoren in Mitleidenschaft gezogen werden, welche zur Ansteuerung der vorderen Oberschenkelmuskulatur (M. quadriceps femoris) und damit zur Bewegungskoordination notwendig sind. [11] Eine nach der Operation unzureichend auftrainierte Oberschenkelmuskulatur würde somit den Grundstock für weitere Einschränkungen der Mobilität bilden.

Wie bereits an anderer Stelle dargestellt, ist es jedoch im Ergebnis der Einführung des Systems der Diagnosebezogenen Fallgruppen (DRGs) im deutschen Gesundheitswesen nicht unwahrscheinlich, dass Patienten aus der medizinischen Anschlussheilbehandlung entlassen werden, obwohl ihr Zustand beim Fortdauern der Therapie durchaus noch weiter zu verbessern wäre. An dieser Stelle setzen, wie gleichfalls bereits bemerkt, inzwischen viele Fitness-Studios an. Der wachsende Zulauf von medizinisch »austherapierten«, aber mit ihrem Zustand unzufriedenen Patienten in deutschen

Fitness-Studios hat inzwischen dazu geführt, dass führende deutsche Trainerakademien das gezielte Training von Menschen mit orthopädischen »Restbeschwerden« in ihr Ausbildungsprogramm integrieren.

Die mit einer auftrainierten Muskulatur einher gehende Stabilisierung der Knie- und Hüftgelenke kann jedoch sogar dazu führen, dass selbst bei einer bereits vorhandenen Arthrose eine merkliche Abnahme der Schmerzintensität eintritt. Mit mittleren Belastungen langsam und gleichmäßig ausgeführte Krafttrainingsübungen in physiologischen Gelenkstellungen begünstigen die Ernährung des Gelenkknorpels durch eine verbesserte Versorgung mit Synovialflüssigkeit (»Gelenkschmiere«). So formuliert der Zwickauer Sportwissenschaftler Dr. Klaus Zimmermann: »Selbst bei bereits geschädigten Gelenk- und Wirbelsäulenstrukturen ist durch das Auftrainieren der Muskulatur eine wesentliche Verminderung der Beschwerden (z.B. Knie- und Rückenschmerzen) erreichbar. Hinzu kommt, dass Krafttraining auch positive Anpassungen bei Sehnen, Bändern und Knorpeln (u.a. Dickenzunahme und damit verbundene Festigkeitserhöhung) hervorruft, die gleichfalls durch ihren gelenksichernden bzw. -schützenden Einfluss zum Erhalt der Funktionsfähigkeit und Belastbarkeit von Gelenken und Wirbelsäule beitragen.« [13]

Sicherlich nicht in allen, wohl aber, wie das beschriebene Fallbeispiel zeigt, in einigen Fällen kann dies sogar Operationen erübrigen. Dies wäre offenbar nicht nur im Interesse der individuell Betroffenen, sondern auch des deutschen Gesundheitswesens insgesamt. So stellt Prof. Dr. Jürgen Steinacker in seiner Eigenschaft als Vorsitzender der Europäischen Initiative »Exercise is Medicine« im Juni 2013 in einem Leitartikel der »Deutschen Zeitschrift für Sportmedizin« fest: »Wenn Deutschland Weltmeister in der Operation von Knien und Hüften ist, dann ist das eine Fehlallokation von Ressourcen, die dann verhindert, dass Patienten, die es benötigen, ausreichende Ressourcen erhalten. Die Lösung liegt nicht darin, mehr Geld für invasive und operative Eingriffe zu alloziieren, sondern Menschen zur Prävention und Bewegung anzuleiten.« [20]

3.6 Herr Barsch, 25, Beinamputation, Vorbereitung auf Paralympics

Anfang der 1990er Jahre betrat ein junger Mann mit offensichtlichen Gehproblemen mein damaliges Studio. Der damals 25-Jährige erzählte mir, dass ihm nach einem Unfall mit einer Straßenbahn ein Unterschenkel amputiert worden war. Geblieben war lediglich ein etwa zehn Zentimeter langer Stumpf. Mit der Funktion der dort aufgesetzten Prothese war er überaus unzufrieden. Der Unterschenkelstumpf scheuerte sich immer wieder an ihr wund und aus der daraus hervorgehenden Schonhaltung war es bereits zu ersten Hüftproblemen gekommen, welche das anvisierte große Ziel des jungen Mannes – die Teilnahme an den Paralympics im Sitzvolleyball – in weite Ferne zu rücken drohten.

Es stellte sich heraus, dass ihm etwa drei Zentimeter Oberschenkelumfang fehlten, um einen optimalen Sitz und damit eine mutmaßlich bessere Funktion der Prothese zu gewährleisten. Wir begannen ein zielgerichtetes Muskelaufbautraining, aber alle Versuche, die Beinmuskulatur durch Training an der Beinstreck- oder Beinpresse sowie durch Kniebeugen aufzutrainieren, scheiterten letztlich an der scheuernden Prothese, deren Tragen für die Übungen unverzichtbar war. Da das Kniegelenk in Ordnung war, begannen wir schließlich damit, durch Anlegen eines Gummibandes am unteren Ende des Stumpfes, Beinstreckbewegungen zu trainieren. Dieser Versuch erwies sich als tragfähig, die Oberschenkelmuskulatur reagierte.

Jetzt galt es, die Belastung zu steigern, wozu in einem nächsten Schritt kleine, zunächst nur ein Kilogramm schwere Hantelscheiben mit Lederschlaufen am Stumpf angebunden wurden. Auch dieses Verfahren erwies sich als so ausbaufähig, dass in den folgenden Monaten die Belastung weiterhin systematisch erhöht wurde, bis sich der Oberschenkelumfang schließlich – drei Monate nach Trainingsbeginn – tatsächlich um die angestrebten drei Zentimeter vergrößert hatte. Von diesem Zeitpunkt an nahmen wir zusätzlich auch Beinpressen in das Programm auf, um durch Aktivierung der Gesäßmuskulatur und eine Verbesserung der Beckenposition das durch die Prothese beeinträchtigte Gangbild zu optimieren.

Mit der nunmehr wesentlich besser funktionierenden Prothese nahm der junge Mann tatsächlich an den Paralympics teil. Durch die positiven Erfahrungen mit dem regelmäßigen Krafttraining ermutigt, setzte er dieses fort und weitete es zu einem Ganzkörpertraining mit Schwerpunkt Bodybuilding aus, sodass es ihm schließlich auch gelang, das nach dem Unfall und der hierdurch dramatisch eingeschränkten körperlichen Aktivität aufgebaute Übergewicht abzubauen und zu seinem alten Selbstbewusstsein zurückzufinden.

Exkurs 6

Wenngleich die Paralympics sicherlich noch immer ein Schattendasein neben Olympischen Spielen führen, gehört es wohl zu den erfreulichen Entwicklungen des Sports, dass er inzwischen nicht mehr als Domäne der Jungen und körperlich Unversehrten angesehen wird. Menschen mit einer angeborenen oder erworbenen Behinderung werden nicht mehr zwangsläufig als »Invaliden« wahrgenommen, deren Existenz zumindest physisch stets etwas »Unvollkommenes« anhaftet, mit dem Ergebnis, dass sich die Betroffenen aus dem öffentlichen »physischen Leben« – für das insbesondere der Sport steht – weitgehend zurück ziehen und nach Betätigungsfeldern suchen, in denen ihre Behinderung keine Rolle spielt.

Inzwischen gehen Menschen mit körperlichen Einschränkungen oftmals erfrischend souverän mit eben diesen Einschränkungen um und scheuen nicht länger das Licht der Öffentlichkeit, sondern suchen es sogar. Selbst bei Bodybuildingwettbewerben gibt es seit einiger Zeit Klassen für Rollstuhlfahrer. Im Internet machten erst kürzlich Fotos von Bodybuildern die Runde, die bei Wettbewerben mit einer Beinprothese oder mit einem fehlenden Arm antraten. Oftmals erhalten solche Athletinnen und Athleten mehr Applaus als die Sieger der Wettbewerbe.

Da Krafttraining zentrales Element der Vorbereitung auf einen Bodybuildingwettbewerb ist, zeigt dies deutlich, dass Krafttraining mit Behinderungen durchaus funktionieren kann. Aufgrund der Möglichkeit, verschiedene Körperpartien bzw. Muskelgruppen durch verschiedene Teilkörperübungen zu trainieren, die wahlweise bzw. je nach vorhandenen Geräten im Stehen, Sitzen, Liegen oder im Hang ausgeführt werden, bietet Krafttraining sogar Möglichkeiten zur körperlichen Ertüchtigung, welche bei sportlichen Aktivitäten mit Ganzkörpercharakter kaum oder gar nicht gegeben sind. Armseitheben mit Kurzhanteln oder das Training an einem Zuggerüst ist vom Rollstuhl aus machbar. Zahlreiche Trainingsmaschinen können auch von Personen benutzt werden, denen Hände, Füße, Unterarme oder Unterschenkel fehlen bzw. wo aufgrund einer Behinderung oder Verletzung Hände oder Füße nicht voll einsatzfähig sind. So liegen bei einer Beinstreckmaschine die Hebelarme nicht an den Füßen, sondern an den Unterschenkeln auf. Beim Training der Rückenmuskulatur an einer Überzugmaschine – einer Alternative zum Klimmziehen – wirkt die Kraft unmittelbar über zwei Polster, die auf den Oberarmen anliegen, auf den Körper ein, die Unterarme und Hände sind weitgehend unbeteiligt.

Es ließen sich zahlreiche weitere Beispiele aufführen. Da Verletzungen bzw. Behinderungen jedoch in sehr unterschiedlichen Varianten vorliegen können, sind bei der Suche nach den jeweils optimalen Trainingsmöglichkeiten auch im 21. Jahrhundert noch immer Fantasie und Einfühlungsvermögen gefragt. Diese Fantasie droht im Zeitalter der scheinbar »perfekten«, oftmals schon per Chipkarte gesteuerten Trainingsmaschinen unterzugehen. Salopp formuliert: Technologisch hochgerüstete Maschinenparks in Fitness-Studios, deren Einrichtung inzwischen mehr an »Raumschiff Enterprise« als an eine Sportstätte erinnert, lassen vielfach in Vergessenheit geraten, dass es einem Skelettmuskel prinzipiell egal ist, woher der Widerstand kommt, der auf ihn einwirkt. Ein schlichtes Gummiband kann hier, wie in diesem Fallbeispiel beschrieben, mitunter effektiver sein als eine mehrere Zentner schwere Trainingsmaschine.

3.7 Silke, Anfang 30, Magersucht

Im Juni 1990 war ich als Trainer in einem Fitness-Studio in Ditzingen bei Stuttgart beschäftigt. Um die Mittagszeit betrat eine junge, auffallend attraktive Frau das Studio, steuerte auf mich zu und fragte mich, ob ich sie trainieren könnte. Allerdings: sie sei magersüchtig. Zur Illustration dieser Aussage schob sie ihren Pullover über die Schultern und bot mir einen Anblick, der mich zugegebenermaßen schockierte. Bei einer Größe von 1,70 Meter wog sie lediglich 38 Kilogramm. Wie sich im nachfolgenden Gespräch herausstellte, stammte sie aus »wohl situierten Verhältnissen«, hatte aber ungeachtet ihrer Jugend schon diverse persönliche Schicksalsschläge hinter sich. Das Eis war gebrochen, ich sagte zu, gleich am nächsten Tag sollte der Einstieg ins Training stattfinden.

Den nächsten Monat verbrachte ich in wesentlichem Maße damit, darüber nachzudenken, wie dieses Problem im Detail anzugehen sei. In welchem Maße war die junge Frau in ihrer Verfassung überhaupt körperlich belastbar? Im Verlaufe der Leistungstests, die wir in den folgenden Tagen durchführten, kamen wir zwangsläufig auch auf ihre Essgewohnheiten und weitere Rahmenbedingungen des Trainings zu sprechen, denn eine gute Betreuung im Fitnesstraining kann nie nur auf das unmittelbare Geschehen im Trainingsraum reduziert werden. Andererseits erwachsen aus einem solchen sich entwickelnden Vertrauensverhältnis zwischen einer jungen, nach Orientierung suchenden Frau und einem älteren, in sich gefestigten männlichen Trainer möglicherweise auch Probleme, wenn die Nähe zu groß wird. Ich lebte in einer festen Beziehung und legte aus diesem Grund großen Wert auf die Sie-Form während der gesamten Betreuungszeit. Inwieweit diese klaren Verhältnisse zum Erfolg beitrugen, vermag ich im Nachhinein nicht zu beurteilen.

Vorrangig ging es mir darum, durch das Bodybuilding-Training einen Bereich in ihrem Leben zu schaffen, der »ganz ihr gehört«, ohne Einfluss von Eltern, »Freunden« usw., einen Bereich also, in dem sie spüren sollte, dass sie leistungsfähig ist wie jeder andere Mensch, dass sie etwas kann und dass sie jemand ist. Silke führte ein Ganzkörpertraining durch, für das sie sowohl Maschinen als auch Freihanteln benutzte. Ihre Leistungsfähigkeit wuchs von Monat zu Monat deutlich an, sie war selbst überrascht, als sie registrierte, in welchem Maße ihre Trainingsgewichte im Bankdrücken und Kniebeugen in die Höhe schnellten. Parallel dazu wuchs auch ihr Körpergewicht – und sie ließ diesen Prozess nicht nur zu, sie wollte ihn irgendwann sogar, soweit erkennbar war, dass der Gewichtszuwachs nicht aus einer Zunahme des Körperfettanteils resultierte.

Etwa ein Jahr später fand unsere Zusammenarbeit ein Ende, da ich nach Berlin ging, um ein eigenes Studio zu eröffnen. Dass die junge Frau ihre Magersucht jedoch offenbar überwunden hatte, zeigte sich, als wir uns Jahre später auf der Fitnessmesse FIBO begegneten, wo ich sie in offenkundig bester körperlicher und wohl auch seelischer Verfassung antraf. Sie hatte fest im Fitnesstraining Fuß gefasst und dem Augenschein nach auch die Berührungsängste zum Essen überwunden, denn fortan erreichte mich jedes Jahr um die Weihnachtszeit ein Päckchen mit von ihr gebackenen Keksen.

Ihr Fall sorgte auch in Fachkreisen für Aufsehen, als der Süddeutsche Rundfunk einige Zeit später zu fortgeschrittener Stunde ein Gespräch mit ihr ausstrahlte. Anschließend gingen beim Sender zahlreiche Beschwerden darüber ein, dass sich ein Fitnesstrainer – noch dazu aus dem »deutschen Osten« – erdreistet, als völliger Laie auf diesem Sektor tätig zu werden.

Exkurs 7

Magersucht, medizinisch als »Anorexia nervosa« bezeichnet, zählt zu den so genannten Ess-Störungen, als deren Auslöser gemeinhin vor allem psychische Ursachen angesehen werden. Nach gegenwärtigem Forschungsstand entwickeln die Betroffenen ein gestörtes Selbstbild (med. »Körperschemastörung«), d.h. meinen, auch dann noch unbedingt abnehmen zu müssen, wenn mit einem BMI von unter 17,5 aus medizinischer Sicht bereits Untergewicht vorliegt. Um weiter abnehmen zu können, wird nicht nur die Nahrungszufuhr extrem eingeschränkt, sondern auch Erbrechen ausgelöst, Sport getrieben und mit Abführ- und Entwässerungsmitteln experimentiert. [15] Betroffen sind meist Mädchen bzw. Frauen vor allem im Alter von 10-25 Jahren, zunehmend jedoch auch Männer, was vor allem mit dem Bemühen in Verbindung gebracht wird, trotz ungünstiger genetischer Voraussetzungen und Lebensumstände dem gesellschaftlichen Ideal einer »schlanken Linie« zu entsprechen. Mögliche Komplikationen sind u.a. Osteoporose, Ausbleiben der Menstruation, Nierenfunktionsstörungen, epileptische Anfälle, erhöhte Infektanfälligkeit und Leberschäden. Schlimmstenfalls führt Magersucht zum Tode – meist durch Herzversagen infolge eines gestörten Kaliumhaushaltes. [16]

Die Diagnose und Therapie psychischer Erkrankungen gehört zu den wohl schwierigsten und umstrittensten Kapiteln der medizinischen Wissenschaften. Für Verunsicherung sorgen zudem immer wieder in den Medien verbreitete spektakuläre Geschichten wie die des möglicherweise tatsächlich zu Unrecht jahrelang in einer Psychiatrie »weg gesperrten« Gustl Mollath oder die schon seit Längerem geführten Debatten um die Verordnung von Ritalin an Kinder, die an »Aufmerksamkeitsdefizit-Hyperaktivitätsstörung« (ADHS) leiden. Gleichzeitig werden bei immer mehr Menschen psychische Erkrankungen diagnostiziert. Die somit zwangsläufig gewachsene Aufmerksamkeit für die Themengebiete Psychologie und Psychiatrie verlockt mittlerweile auch immer mehr »Hobby-Psychologen« und »Hobby-Psychiater« dazu, sich mit unterschiedlichen Motivationen auf diesem hochsensiblen und emotional aufgeladenen Sektor zu betätigen – zum Ärger von jahrelang ausgebildeten Fachleuten, die ihr Wissenschaftsgebiet diskreditiert sehen.

Die Reaktionen auf das von Hans Löwe erwähnte Radio-Interview sind aus dieser Sicht durchaus verständlich. Bereits eingangs wurde darauf hingewiesen, dass ein Krafttraining, welches von Nichtmedizinern betreut bzw. konzipiert wird, niemals als Ersatz für eine medizinische Behandlung betrachtet werden sollte! Analog gilt dies uneingeschränkt für eine psychologische Behandlung! Weder aus der Wissenschaft noch aus der in Deutschland vorliegenden Gesetzgebung lassen sich jedoch schlüssige Argumente gegen ein Krafttraining beim Vorliegen einer Magersucht oder einer anderen Ess-Störung ableiten, da dieses Training ja keineswegs zwangsläufig eine gleichzeitige medizinische bzw. psychologische Behandlung ausschließt! Es lassen sich jedoch durchaus schlüssige Argumente dafür benennen, dass ein begleitendes Muskelaufbautraining geeignet ist, eine parallel dazu erfolgende psychologische Betreuung sinnvoll zu unterstützen.

So übt Krafttraining einen günstigen Einfluss auf die bei Magersucht oftmals defizitäre Knochendichte aus. [10, 17, 18] Insbesondere ist jedoch davon auszugehen, dass die positiven Veränderungen, die Krafttraining auf den emotionalen Gesamtzustand auszuüben vermag, den Erfolg einer Psychotherapie begünstigen. Der Zwickauer Sportwissenschaftler Dr. Klaus Zimmermann führte hierzu eine Untersuchung an 75 männlichen und 20 weiblichen Mitgliedern eines Fitness-Studios durch, die regelmäßig zwei- bis dreimal wöchentlich trainierten: »Die Frage, ob während bzw. unmittelbar nach dem Krafttraining eine Veränderung der Stimmung festzustellen ist, bejahten 89 % der Männer und 90 % der Frauen, wobei sämtliche Frauen und 85 % aller Männer eine positive emotionale Zustandsänderung erlebten.« [19] Dr. Zimmermann bemängelt an gleicher Stelle, dass der wissenschaftliche Forschungsstand in Bezug auf psychotrope Wirkungen des Krafttrainings noch defizitär sei.

Es liegen jedoch glaubwürdige individuelle Erfahrungsberichte von jungen Frauen wie der US-amerikanischen Bodybuilderin Kelly Ryan vor, die darauf hindeuten, dass es in der Vergangenheit zumindest in Einzelfällen gelungen ist, Ess-Störungen und die damit verbundenen negativen Körperselbstbilder durch ein gezieltes Muskelaufbautraining zu überwinden. [24] Allerdings sollte in diesem Zusammenhang klar zwischen Muskelaufbautraining einerseits und Wettkampf-Bodybuilding andererseits differenziert werden. Denn die im Wettkampf-Bodybuilding zunehmend populären Diät-Strategien zur Reduzierung des Unterhautfettgewebes sind, das muss an dieser Stelle deutlich ausgesprochen werden, insbesondere bei Frauen eher geeignet, Ess-Störungen auszulösen als sie zu überwinden.

3.8 Frau Vogel, Anfang 40, Krebs

Ein Tag im Frühjahr 1993 in Wandlitz, wo ich einige Zeit ein eigenes Studio betrieb. In den Morgenstunden suchte mich eine Ärztin aus einer Praxis in meiner unmittelbaren Nachbarschaft auf. Die der Naturheilkunde sehr zugeneigte Medizinerin erzählte mir von einer an Krebs erkrankten Patientin. Sie sei Anfang 40 und litte sehr, da nach einer zunächst erfolgreichen Operation wieder Metastasen (Tochtergeschwüre) in ihrem Körper aufgetreten wären. Die Prognose sei angesichts einer in Monaten statt in Jahren zu erwartenden Überlebenszeit »eher ungünstig«. Dennoch versprach sich die Ärztin von einem gezielten Bewegungstraining eine Besserung des Allgemeinzustandes ihrer Patientin, vor allem eine Ablenkung von den fortwährenden Gedanken an die Krankheit und eine erhöhte Widerstandsfähigkeit gegenüber den Nebenwirkungen der Therapie. Sie fragte mich, ob ich bereit sei, die Betreuung dieses Trainings zu übernehmen, und da der Fall, so tragisch er auch schien, mein Interesse geweckt hatte, sagte ich zu.

Bereits am darauf folgenden Tag, außerhalb der Öffnungszeiten des Studios, erschien die Ärztin erneut in meinem Studio, diesmal jedoch in Begleitung von Frau Vogel, ihrer von der letzten Chemotherapie noch immer gezeichneten Patientin. In diesem Augenblick fragte ich mich, ob ich die richtige Entscheidung getroffen hatte. Die Frau war offensichtlich schwer krank. Was sollte sie hier? Würde sie das Training, selbst mit geringen Belastungen, womöglich nur noch mehr quälen und ihr Schicksal eher erschweren als erleichtern? Da es für eine Absage allerdings zu spät war und Frau Vogel ungeachtet ihrer physischen Verfassung hoch motiviert schien, es mit dem Training zu versuchen, führten wir zunächst eine Bestandsaufnahme ihres Leistungsvermögens durch.

Im Ergebnis der erwartungsgemäß ernüchternd ausfallenden Eingangstests begannen wir das systematische Training lediglich mit vorsichtigem Gehen auf dem Laufband und dem Crosstrainer. Die ersten derartigen Trainingseinheiten nahmen nicht mehr als jeweils etwa zehn Minuten in Anspruch, und selbst in dieser Zeit musste ich sie stützen. Es folgten mehrere Wochen, in denen sie stets zwei- bis dreimal zum Training erschien. In dieser Zeit konnte der Trainingsumfang langsam auf 30 Minuten pro Trainingseinheit ausgedehnt werden. Ihre Ärztin berichtete mir von einer Verbesserung der Blutwerte. Die Verbesserung ihrer psychischen Befindlichkeit erschloss sich auch mir als Nichtmediziner durch bloßen Augenschein.

Inzwischen trainierte Frau Vogel zu den regulären Öffnungszeiten des Studios und wurde somit in die Gruppe der anderen Trainierenden integriert. Dass Frau Vogel diese Integration wollte, unterstrich sie nicht zuletzt damit, dass sie eines Tages sogar im typischen »Studio-Outfit« erschien und schließlich äußerte, nicht nur an den Ausdauer- , sondern auch den Krafttrainingsgeräten arbeiten zu wollen. Wir begannen mit ganz einfachen Bewegungsübungen, für die wir Kleingeräte wie Zugbänder, Gewichtsmanschetten und leichte Kurzhanteln nutzten. Später kamen dann anspruchsvollere Übungen wie Bankdrücken, Kniebeugen, Rudern in Vorbeuge sowie ein gezieltes Bauchmuskeltraining hinzu. Wie sich zeigte, ließ ihr gewachsenes Leistungsvermögen dies inzwischen zu. Ihre Trainingszeit erhöhte sich damit auf etwa 45 Minuten pro Einheit. Sie setzte dieses Training auch fort, als sie in der folgenden Zeit eine weitere Chemotherapie durchlief. Ihre Blutwerte verbesserten sich weiterhin, und nach etwa drei Monaten unterschied sich ihr Leistungsvermögen kaum noch von dem vieler anderer Frauen meines Studios.

Leider ist mir über die weitere Geschichte von Frau Vogel nichts bekannt, da ich mein Studio in Wandlitz einige Zeit später aufgab. So lange sie jedoch in meinem Studio trainierte, verschlechterte sich ihr Zustand nicht.

Exkurs 8

Krebserkrankungen stellen in westlichen Industrienationen die häufigste Todesursache von Erwachsenen bis 65 Jahre sowie die zweithäufigste Todesursache über 65 Jahre dar. In welchem Maße dies dazu geführt hat, dass die Diagnose Krebs allen Therapiefortschritten zum Trotz noch immer extrem angstbesetzt ist, muss an dieser Stelle wohl nicht näher erörtert werden, da es den Lesern aus eigenem Erleben hinlänglich bekannt sein dürfte. Die Diagnose Krebs wird weithin assoziiert mit der unmittelbar bestehenden Gefahr, einen langsamen, qualvollen Tod zu erleiden, dem unter glücklichen Umständen nur durch eine Therapie in Gestalt von Operationen, Bestrahlungen und zermürbenden, die Lebensqualität extrem reduzierenden Chemotherapien zu entgehen ist. Angesichts der gleichfalls noch immer weit verbreiteten Vorstellung, dass unter den Bedingungen einer solchen Therapie vor allem absolute körperliche Schonung oberstes Gebot sei, erscheint es nur natürlich, dass die Idee, eine Krebspatientin in einem Fitness-Studio anzumelden, nicht nur auf Misstrauen, sondern möglicherweise sogar auf Empörung stößt.

Doch der Ärztin, die im genannten Fallbeispiel genau das getan hat, kann bescheinigt werden, dass sie ihrer Zeit voraus war. Denn inzwischen steht ihr damaliges Handeln völlig im Einklang mit dem Stand der aktuellen medizinischen Erkenntnis. Im September 2013 resümierten die Autoren eines Vortrages auf dem Deutschen Sportärztekongress in Frankfurt am Main: »Die Studienlage zum Benefit von Kraft- und Ausdauertraining bei Krebspatienten hat sich in den letzten Jahren stark verbessert. Die biologischen Mechanismen sind jedoch weiterhin weitgehend unverstanden und sollten vermehrt im Fokus qualitativ hochwertiger Studien stehen. Diese Forschungslücke darf jedoch nicht als Argumentationshilfe dienen, um Krebspatienten den zunehmend belegten Nutzen von Kraft- und Ausdauertraining vorzuenthalten.« [25] Wenige Wochen später, in ihrer Ausgabe 1/2014, fasst die »Deutsche Zeitschrift für Sportmedizin« den aktuellen Erkenntnisstand wie folgt zusammen: »Krafttraining führt bei onkologischen Patienten zu einer gesteigerten körperlichen Leistungsfähigkeit, einer verbesserten Fatiguesymptomatik [verringerte Erschöpfung – d.V.] und Lebensqualität als auch zu einer Stabilisierung der Knochendichte bei antihormoneller Behandlung.« [21]

Interessant ist in diesem Zusammenhang, dass die von den Autoren im Ergebnis einer umfangreichen Literaturrecherche ausgesprochenen Empfehlungen nicht auf Krafttrainingsvarianten hinauslaufen, wie sie für das so genannte »gesundheitsorientierte Krafttraining« üblich sind, also primär ein Training der Ausdauerkraft mit relativ geringen Widerständen und entsprechend höheren Wiederholungszahlen. Stattdessen legen die von ihnen vorgelegten Ergebnisse ausdrücklich eine Belastungsgestaltung nahe, wie sie in den 1950er Jahren im Muskelaufbautraining des (damals noch weitgehend anabolikafreien) Bodybuildings üblich war: »Zusammenfassend lässt sich konstatieren, dass Krafttraining mit onkologischen Patienten, beim Einhalten definierter Kontraindikationen, sicher durchführbar ist. [...] Untersucht wurden vor allem Krafttrainingsansätze, welche ganzkörperorientiert auf große Muskelgruppen ausgerichtet waren und 6-8 Übungen auf einem Intensitätsniveau von 60-85% des 1RM (8-12 Wiederholungen bei 2-3 Sätzen) beinhalteten.« [21]

Als »1RM« bezeichnet man in der Trainingslehre die Last, die bei größtmöglicher Anstrengung ein einziges Mal bewältigt werden kann, d.h. das Maximum (M) für eine einzige Wiederholung (»repetition« – R) darstellt. Zusatzlasten im Bereich von 60-85% gelten in der Trainingswissenschaft bereits seit den 1960er Jahren als besonders reizwirksam für die Hypertrophieentwicklung, wenn sie entsprechend oft hintereinander, d.h. mit etwa 8-12 Wiederholungen pro Satz, bewältigt werden. [22, 23]

Da bei Frauen in Deutschland das Mammakarzinom (»Brustkrebs«) die häufigste Krebserkrankung darstellt, soll nachfolgend noch einmal besonders auf die Bedeutung des Krafttrainings bei dieser Krebsvariante eingegangen werden. Im Rahmen der genannten Untersuchungen stellte sich auch heraus, dass Krafttraining im Normalfall kein erhöhtes Lymphödem-Risiko nach sich zieht. Ansammlungen von nicht abfließender Lymphflüssigkeit in den so genannten Lymphkapillaren sind eine unliebsame Erscheinung, die vor allem nach dem Entfernen der Achsellymphknoten bei Brustkrebspatientinnen auftritt, oftmals zu Spannungsgefühlen, geschwollenen Gliedmaßen und auch Schmerzen führt und über viele Jahre hinweg Veranlassung war, gerade Brustkrebspatientinnen vom Krafttraining fernzuhalten.

Im Gegensatz dazu zeigen die vorliegenden Ergebnisse jedoch sogar eine Verbesserung der Symptomatik durch Krafttraining auf; mittlerweile werden nur noch extrem ausgeprägte und schmerzhafte Lymphödeme der oberen Extremität als Kontraindikationen für Krafttraining angesehen. [21] Erfahrungen der Autoren deuten darauf hin, dass vor allem Übungen, bei denen die Arme oberhalb des Rumpfes positioniert sind, einen günstigen Einfluss ausüben, da die Lymphflüssigkeit durch die intermittierenden Muskelkontraktionen aus den Armen heraus in Richtung Milchbrustgang bzw. rechter Hauptlymphgang geschleust wird (z.B. bei Bankdrücken liegend oder Latissimusziehen sitzend). Man könnte von einer Art »modifizierter Lymphdrainage« sprechen, wenngleich die Ergebnisse gemeinhin nicht an die einer gezielten Lymphdrainage durch einen versierten Physiotherapeuten heranreichen. Zu meiden sind dagegen Dauerkontraktionen (»isometrisches Krafttraining«) oder Übungen, bei denen die Arme permanent unterhalb des Rumpfes positioniert sind (z.B. Langhantelrudern in Vorbeuge).

An sich sollte sich die Erkenntnis, dass gerade Krebspatienten von Krafttraining profitieren können, langsam herumsprechen. Bereits im August 2009 berichtete die Fachautorin Christine Wolfrum in der »Apotheken Umschau«, dass Krebspatienten vielfach nicht am Tumor an sich, sondern an der mit der Erkrankung und ihrer Therapie einhergehenden Auszehrung (»Kachexie«) versterben. Gerade dieser Auszehrung jedoch könne durch ein gezieltes Muskelaufbautraining begegnet werden. Zudem habe man bei krafttrainierten Patienten eine höhere Anzahl bedeutsamer Immunzellen, sogenannter natürlicher Killerzellen, gefunden, was für den Therapieverlauf überaus günstig sei. [40]

3.9 Heide, 72 Jahre, Osteoporose

Im Jahr 2013 war ich im schwäbischen Münsingen als Fitnesstrainer beschäftigt. Das Studio, in dem ich arbeitete, genoss in der Umgebung besonders unter Senioren einen guten Ruf, und eines Tages traf ich dort auf die damals 72-jährige Heide. Nach einem Wirbelbruch in der Brustwirbelsäule war sie mit der Diagnose Osteoporose konfrontiert worden. Im Wartezimmer ihres Arztes hatte sie in einer Broschüre gelesen, dass Krafttraining einem Fortschreiten dieser Erkrankung entgegen wirken könne. Nun war sie da und wollte einen Trainingsplan.

Ich entwarf ihr ein Konzept, bei welchem alle Hauptmuskelgruppen und Gelenkabschnitte in einer Trainingseinheit durchtrainiert werden. Wir starteten im sogenannten Kraftausdauerbereich, also mit relativ geringen Widerständen und entsprechend hohen Wiederholungszahlen pro Satz. Den Schwerpunkt bildete dabei das Training der Rumpfmuskulatur, d.h. an Maschinen für die Bauch- und Rückenstreckmuskulatur, der Butterfly- und Rudermaschine, dem Latzuggerät (zur Streckung des Oberkörpers) und der Beinpresse. Im Verlaufe der nächsten Monate und mit offensichtlich wachsender Leistungsfähigkeit und Belastbarkeit wurden die Trainingswiderstände soweit erhöht, dass Heide schließlich im Bereich von 8-12 Wiederholungen pro Satz mit Trainingswiderständen im Bereich von bis zu 70% der Maximalkraft anlangte und somit ein typisches Muskelaufbautrainingsprogramm absolvierte. Heide trainierte nun zweimal pro Woche für jeweils etwa eine Stunde.

Mit wachsender Selbständigkeit beim Training reduzierte sich auch unser Kontakt. Schließlich beschränkte ich mich nur noch auf die übliche Kontrolle der Bewegungsausführung bei ihren Aufenthalten auf der Trainingsfläche sowie gelegentliche Umstellungen des Trainingsprogrammes auf andere Übungen. Etwa 18 Monate nach Trainingsbeginn schließlich teilte sie mir mit, dass eine an ihr vorgenommene Knochendichtemessung Werte im Normalbereich gezeigt hätte. Nicht zuletzt auf ausdrückliches Anraten ihres behandelnden Arztes setzte sie ihr Training fort.

Exkurs 9

Osteoporose ist der medizinische Fachbegriff für eine Abnahme der Knochendichte in gesundheitlich bedrohlichem Ausmaß, da es in der Folge zu Wirbeleinbrüchen und zu Spontanfrakturen insbesondere des Oberschenkelhalses kommen kann. In der medizinischen Fachliteratur werden als Gründe für Osteoporose in seltenen Fällen Schilddrüsenerkrankungen, vor allem aber Hormonmangel, überreichliche Phosphatzufuhr (vor allem Colagetränke tragen dazu bei), ein Mangel an Kalzium und Vitamin D in der Ernährung sowie verringerte Belastungen der Knochen aufgrund von körperlicher Inaktivität genannt. [15] Da Vitamin D (Calciferol) nicht nur über die Nahrung aufgenommen, sondern unter dem Einfluss von UV-Licht auch im menschlichen Körper synthetisiert werden kann, wurde in den letzten Jahren auch ein Mangel an Sonnenlicht, insbesondere bei Senioren, teilweise sehr kontrovers diskutiert. Seriöse Publikationen gehen jedoch schon seit Jahren davon aus, dass selbst bei bewölktem Himmel durchgeführte Spaziergänge ausreichend sind, um die körpereigene Vitamin-D-Synthese zu stimulieren, wenn zumindest Gesicht und Hände unbedeckt sind. [15]

Heftige Diskussionen löste auch die seit einiger Zeit von Kreisen der Alternativmedizin vertretene Hypothese aus, der Verzehr von Milchprodukten könne aufgrund einer damit einher gehenden »Übersäuerung« des Organismus zu Osteoporose führen, in deren Folge Calcium aus den Knochen herausgelöst würde, um diese »Übersäuerung« zu neutralisieren. [26] Hier können die Autoren schon aufgrund ihrer ganz persönlichen Krafttrainingserfahrungen kontern: Würden Milchprodukte tatsächlich Osteoporose fördern, dann hätten unsere Skelette unter der Last der von uns gehobenen Hanteln längst in sich zusammenbrechen müssen! Denn sowohl Hans Löwe als auch Andreas Müller haben als DDR-Kraftsportler in Ermangelung spezieller Proteinpräparate zur Deckung des Eiweißbedarfes täglich bis zu einem Kilogramm Quark verzehrt und bis zu zwei Liter Milch getrunken – über Jahre hinweg! Der Knochendichte tat dies offensichtlich keinerlei Abbruch. Im Gegenteil – gerade Kraftsportler fallen bei Knochendichtemessungen immer wieder durch besonders hohe Werte auf [13], und dies, obwohl auch die in Kraftsportarten überaus populären Proteinpräparate meist Milcheiweiß enthalten.

Dass sich in der vorliegenden Literatur kein einziger Fall von Osteoporose bei Kraftsportlern findet, hängt jedoch wahrscheinlich weniger mit ihrem Ernährungsregime, sondern mehr mit ihrem Training zusammen: Krafttraining stimuliert nachgewiesenermaßen den Aufbau der Knochenmatrix, d.h. die Einlagerung von Mineralstoffen in die zwischen den Knochenzellen gelegenen Interzellularräume, da es starke Druck-, Zug- oder Biegebelastungen auf die Knochen einwirken lässt. [13] Und dies weitgehend alternativlos, denn die im Krafttraining üblichen Teilkörperübungen mit präzise dosierten Widerständen erreichen die einzelnen Skelettabschnitte wesentlich fokussierter als jede andere Form des Körpertrainings. Zwar beziehen auch das viel gelobte Schwimmen und das inzwischen sehr populäre Nordic Walking nahezu alle Gelenke ein. Man müsste allerdings mit der Intensität eines Olympioniken schwimmen oder mit Stahlstangen statt modifizierten Skistöcken »walken«, um den Knochenstoffwechsel ähnlich wie beim Krafttraining anzuregen.

3.10 Elisabeth, Anfang 50, Rückenschmerzen, Arthrose

Um das Jahr 2008 begegnete ich Elisabeth, damals Anfang 50. Zwar setzt in diesem Alter der »Zahn der Zeit« vielen Frauen deutlich zu, aber bei ihr standen die Dinge schlimmer: Sie war nicht nur übergewichtig, sondern litt inzwischen derartig unter Abnutzungserscheinungen in Knie- und Schultergelenken sowie unter Rückenschmerzen, dass sie ihren Beruf als Erzieherin nicht mehr ausüben konnte. Zu ihrer angegriffenen Gesundheit gesellte sich somit auch der Verlust der über viele Jahre gewohnten Arbeitsumgebung und des Kollegenkreises. All dies belastete sie ganz offensichtlich nicht nur körperlich, sondern auch psychisch. Zu Beginn ihrer Mitgliedschaft in dem Studio, in dem ich damals als Trainer beschäftigt war, begegnete sie mir zunächst mit einer Art Verbitterung, die es mir ungewöhnlich schwer machte, das für eine gute Betreuungsarbeit notwendige Vertrauensverhältnis zu ihr aufzubauen. Es kam soweit, dass meine ständigen Bemühungen, »einen Draht« zu Elisabeth zu finden, in meinem Kollegium die Frage nach der betriebswirtschaftlichen Rentabilität aufwarfen. Letztlich aber platzte der Knoten, als es mir nach einer Reihe von Versuchen gelang, für Elisabeth geeignete, d.h. schmerzfreie Alternativen zu den Standard-Krafttrainingsübungen zu finden, die sie aufgrund ihrer problematischen orthopädischen Ausgangsbedingungen nicht mehr ausführen konnte. Insofern handelte es sich um einen typischen, zeitgemäßen Fall: Voraussetzung für den Erfolg war es vor allem, Vertrauen aufzubauen – zum Trainer, aber auch zur Leistungsfähigkeit des eigenen Körpers.

Elisabeth erschien nun regelmäßig drei- bis viermal pro Woche im Studio, um ein Ganzkörper-Training zu absolvieren. Ihre Gesamtverfassung besserte sich zusehends – nicht nur körperlich. Die Beschwerden ließen nach eigenem Bekunden deutlich nach. Die vormals eher mürrische, wortkarge Elisabeth taute regelrecht auf und sprach schließlich während ihrer Trainingseinheiten mit mir »über Gott und die Welt«. Das anfangs so distanzierte Verhältnis wich einer regelrechten Freundschaft. Etwa ein halbes Jahr nach Trainingsbeginn berichtete sie mir von einem Gespräch mit ihrem behandelnden Arzt, in dessen Verlauf sie gefragt worden sei, ob sie »einen Jungbrunnen« entdeckt habe.

Exkurs 10

Auf das Thema Rückenschmerzen war bereits im Fallbeispiel 1 ausführlich eingegangen worden. Allerdings lagen im dort geschilderten Fall bereits vollendete Tatsachen vor – im Ergebnis eines Autounfalls mit Schäden an der Lendenwirbelsäule war eine Operation unumgänglich geworden, bei dem anschließenden Training im Fitness-Studio ging es nur noch darum, aus der nun einmal eingetretenen Situation das Beste zu machen. Hier ist die Ausgangssituation eine andere. So wie Elisabeth schlagen sich in Deutschland täglich Tausende Menschen mit unerträglichen Rückenschmerzen herum, ohne jedoch eine konkrete Ursache wie etwa einen Verkehrsunfall benennen zu können. Ebenso spekulativ wie die Diskussion über die Ursachen der Schmerzen gestaltet sich dann vielfach auch die Suche nach geeigneten Möglichkeiten zu ihrer Beseitigung. Eine operative Versteifung der Wirbelsäule, wie sie im Fallbeispiel 1 als Ursache der Rückenschmerzen genannt wurde, wird dann paradoxerweise nicht selten als Methode der Wahl zur Beseitigung der Rückenschmerzen anvisiert. Der Medizinjournalist Jörg Blech, der sich jahrelang intensiv mit dem Phänomen des chronischen Rückenschmerzes beschäftigt hat, weist darauf hin, dass die Mitte des 20. Jahrhunderts aufgekommene Hypothese, 99 % aller Rückenschmerzen seien auf Bandscheibenschäden zurückzuführen, zu einem enormen Aufschwung der Rückenchirurgie geführt habe und die operative Entfernung der Bandscheibe bis in unsere Gegenwart zu den häufigsten Standardeingriffen der Orthopädie zähle. [27]

Immer häufiger wird daher inzwischen in deutschen Medien ganz öffentlich die Frage diskutiert, ob sich hinter der »Operationswut«, die deutsche Krankenhäuser bei der Therapie chronischer Rückenschmerzen an den Tag legen, womöglich weniger medizinische Notwendigkeiten, sondern vielmehr handfeste ökonomische Interessen verbergen. [30] Doch selbst wenn tatsächlich verschlissene Bandscheiben die Ursache der Rückenschmerzen sein sollten – was keineswegs immer der Fall ist –, stellt eine operative Versteifung der Wirbelsäule oftmals keinesfalls eine optimale Problemlösung dar, sondern wirft auf lange Sicht nur neue Probleme auf. Denn der Verbund von sieben Hals-, zwölf Brust- und fünf Lendenwirbeln mit dem Becken ist nicht ohne Grund beweglich angelegt: Die Wirbelsäule hat sich im Verlaufe ihrer Millionen Jahre dauernden evolutionären Entwicklung nicht nur darauf »spezialisiert«, die Bewegungen des Rumpfes und des Kopfes zu ermöglichen, sondern sich auch an regelmäßige Bewegung als Voraussetzung für eine optimale Nährstoffversorgung ihrer Bandscheiben angepasst. Mit jeder Bewegung der Wirbel gegeneinander saugt der Faserring, der den gallertartigen Bandscheibenkern umgibt, mit Nährstoffen angereicherte Flüssigkeit aus dem umliegenden Gewebe an. Bewegung schadet der Wirbelsäule also nicht, sondern ernährt sie.

Problematisch wird Bewegung erst dann für die Bandscheiben und die benachbarten sogenannten Facettengelenke, wenn sie plötzlich, mit hohen Intensitäten und in extremen Positionen stattfindet, ohne von einer ausreichend gekräftigten Muskulatur abgestützt zu werden. Als Paradebeispiel für das Auftreten von Bandscheibenschäden gelten sogenannte Flexions-Rotations-Bewegungen, wie sie z.B. beim Heben einer Getränkekiste aus dem Kofferraum oder beim Schneeschaufeln zu beobachten sind. Die dabei plötzlich auftretenden Schmerzen resultieren aus dem Druck, welchen die verformten Bandscheiben auf die seitlich aus der Wirbelsäule austretenden Nervenwurzeln (med. »Spinalnerven«) ausüben. Da diese Nerven mit Skelettmuskeln in Verbindung stehen, ist es durchaus möglich, dass die Schmerzen in relativ weit von der Wirbelsäule entfernten Körperregionen zu spüren sind – beispielsweise beim typischen »Ischiasschmerz« im Bein, einer Folge der Komprimierung des Ischiasnervs. [28]

Der bereits erwähnte Medizinjournalist Jörg Blech verweist auf Erkenntnisse englischer Orthopäden, »dass ein Trainingsprogramm bei Rückenkranken genauso wirksam, darüber hinaus aber billiger und sicherer ist als die Versteifungsoperation, bei der die Wirbel mit Schrauben und Stäben miteinander verschränkt werden.« [29] Denn jede Operation birgt zunächst ein gewisses Risiko, insbesondere hinsichtlich des Auftretens von Infektionen. Darüber hinaus bedingen versteifte Wirbelsäulensegmente, dass die darüber und darunter liegenden Bandscheiben bei Bewegung einer deutlich höheren Belastung ausgesetzt sind, was letztlich den Ausgangspunkt für deren langfristige Schädigung darstellen kann.

Da sich der Gelenkknorpel ebenso wie die Bandscheiben durch einströmende Flüssigkeit ernährt, die am besten durch einen stetigen Wechsel von Be- und Entlastung im Fluss gehalten wird, gelten alle Aussagen zur Gesunderhaltung der Wirbelsäule prinzipiell auch für die Gesunderhaltung der Gelenke. Auch hier lautet die Prämisse: Langsame, kontrollierte Bewegungen über physiologische Bewegungsamplituden nutzen, Extreme schaden. Ein Krafttraining, wie es leistungsorientiert trainierende Gewichtheber betreiben, würde hier aufgrund explosiver Krafteinwirkungen in jedem Fall Probleme verursachen. Gleichmäßig ausgeführte Krafttrainingsübungen über physiologische Gelenkamplituden und mit mittleren bis submaximalen Widerständen hingegen begünstigen den Gelenkstoffwechsel und können selbst bei bereits eingetretenem Verschleiß (also Arthrose) einem weiteren Abbau des Gelenkknorpels entgegen wirken, indem sie die umgebende Muskulatur auftrainieren. So stellen Prof. Dr. Wildor Hollmann und Prof. Dr. Theodor Hettinger in ihrem Standardwerk »Sportmedizin« wörtlich fest: »Bereits vorhandenen Arthrosen kann in ihren Auswirkungen durch ein Muskelkrafttraining wesentlich begegnet werden. Es stellt beinahe ein klinisches Alltagserlebnis dar, daß gegebenenfalls weit fortgeschrittene Arthroseentwicklungen ohne nennenswerte funktionelle Beeinträchtigungen für den Betreffenden sind, wenn ein gut erhaltenes Skelettmuskelkorsett vorhanden ist.« [10]

*

KAPITEL 4

SCHLUSSBETRACHTUNGEN

»Informieren und motivieren«, lautete das Motto dieses Buches, und die Verfasser hoffen, es ist ihnen gelungen. Falls Sie nunmehr motiviert sind, es zur Vorbeugung oder im Rahmen einer adjuvanten (eine medizinische Behandlung ergänzenden) Therapie mit einem gezielten Krafttraining zu versuchen, möchten wir Ihnen einige abschließende Tipps mit auf den Weg geben.

Falls Sie sich in medizinischer Behandlung befinden: Konsultieren Sie bitte Ihren Arzt! Fragen Sie ihn, ob gegen ein begleitendes Krafttraining Einwände bestehen! Legen Sie ihm notfalls – mit einem freundlichen Gruß von den Verfassern – dieses Buch vor! Vielleicht bekommen Sie dann auf seine Verordnung hin ein gesundheitsorientiertes Krafttraining in einer Physiotherapie- oder Rehabilitationseinrichtung sogar von Ihrer Krankenkasse finanziert. In diesem Fall können Sie gewöhnlich sicher sein, von qualifizierten Trainern betreut zu werden und an hochwertigen Geräten zu trainieren.

In vielen Städten bieten Physiotherapiepraxen und andere medizinische Einrichtungen inzwischen sogenanntes Medizinisches Fitnesstraining auf Selbstzahlerbasis an. Auch dort finden Sie im Regelfall qualifizierte Betreuung und gute Trainingsbedingungen vor.

Sollten Sie sich für ein Training in einem kommerziellen Fitness-Studio oder in einem Verein entscheiden und über keine ausreichende Krafttrainingserfahrung verfügen, dann erkundigen Sie sich bitte, ob Ihnen ein ausgebildeter Trainer zur Verfügung stehen kann. Physio- und Ergotherapeuten, Sportwissenschaftler sowie examinierte Sportlehrer verfügen im Allgemeinen über eine diesbezüglich hinreichende Ausbildung. Sollte der Trainer seine Qualifikation bei einem Ausbildungsbetrieb wie dem Deutschen Fitnesslehrer-Verband (DFLV) oder dem Deutschen Olympischen Sportbund (DOSB) erworben haben, ist das gleichfalls in Ordnung, allerdings sollte er dann wenigstens eine B-Lizenzprüfung absolviert haben. Fragen Sie ihn notfalls ganz direkt, ob gesundheitsorientiertes Krafttraining Bestandteil seiner Ausbildung war! Denn sollte dies der Fall sein, wird er Ihnen sicherlich gern seine diesbezüglichen Ausbildungsunterlagen oder entsprechende Zertifikate vorlegen.

Auch ein individuell durchgeführtes gesundheitsorientiertes Krafttraining ist möglich. Sie benötigen dafür keine teure Ausrüstung. Wir raten Ihnen jedoch dazu, sich für ein individuelles Training zumindest zwei gewichtsvariable Kurzhanteln zuzulegen. Zwei Hanteln, deren Gesamtgewicht durch das Aufstecken von Scheiben jeweils bis auf zehn Kilogramm erhöht werden kann, sind am Anfang gewöhnlich vollkommen ausreichend. Bevorzugen Sie Kurzhanteln, da sie variabler einsetzbar sind und natürlichere Bewegungsabläufe erlauben als Langhanteln. Achten Sie auch darauf, dass die Kurzhantelstangen an den Seiten Gewinde und Schraubverschlüsse aufweisen, da aufgesteckte Sicherungsringe abrutschen können! Zwar ist ein individuelles Training auch ohne Geräte möglich und gegenwärtig sogar recht populär, allerdings erfordert die effektive Nutzung des eigenen Körpers zur Widerstandserzeugung ein erhebliches Maß an Erfahrung und auch einen gewissen Mindest-Trainingszustand. Angesichts des vergleichsweise überaus günstigen Anschaffungspreises von zwei Kurzhanteln ist Training ohne Geräte zudem auch nicht notwendig, sondern wohl eher als modische Alternativbewegung gegen die übertechnisierten Geräteparks der modernen Fitness-Szene einzuordnen. Zwei Zehn-Kilogramm-Kurzhanteln sollten Sie für einen Gesamtpreis von etwa 50 Euro in jedem Sportfachgeschäft erhalten. Viele Supermärkte oder Internet-Anbieter sind sogar deutlich günstiger. Was Sie jedoch darüber hinaus unbedingt noch benötigen, ist die Einweisung und zumindest anfängliche Kontrolle durch einen qualifizierten Trainer!

Unabhängig davon, dass Ihnen jeder gute Trainer diese Ratschläge auch erteilen wird (anderenfalls ist er kein guter Trainer!): Trainieren Sie nie mit Fieber! Beenden Sie das Training sofort, sobald Sie plötzliche Schmerzen verspüren! Ein langsam eintretender Schmerz innerhalb der Muskulatur ist dagegen nur Anzeichen beginnender Ermüdung durch Ansammlung eines Laktat genannten Stoffwechselprodukts – dies ist ebenso wenig ein Grund zur Beunruhigung wie ein gelegentlich auftretender »Muskelkater«. Halten Sie beim Training nie den Atem an, sondern atmen Sie gleichmäßig, möglichst bei der Überwindung des Widerstandes aus und bei der nachgebenden Bewegung ein! Vermeiden Sie jedweden Schwung! Sie sollten in der Lage sein, den gewählten Widerstand mindestens achtmal unmittelbar hintereinander (also pro Serie bzw. Satz) zu bewältigen. Zwei bis drei derartige Serien pro Übung genügen am Anfang vollauf. Sobald Ihnen mehr als 20 Einzelbewegungen (Wiederholungen) gelingen, ist es Zeit, den Widerstand zu erhöhen. Dann geht es offensichtlich aufwärts mit der Kraftentwicklung. Viel Erfolg!

* * *

LITERATUR- UND QUELLENVERZEICHNIS

1 Caimi, M.: Die Banalität der Kraft. Schont sich die Menschheit zu Tode? Basel 1999: Äquiedition, 98

2 Boeckh-Behrens, W.-U.; Buskies, W.: Fitness-Krafttraining. Die besten Übungen und Methoden für Sport und Gesundheit. Reinbek bei Hamburg 2000: Rowohlt, 9

3 Unger, E.: Handbuch für Kraftsport & Bodybuilding. Aachen 1999: Meyer und Meyer, 8

4 Cotta, H.: Der Mensch ist so jung wie seine Gelenke. München 2001: Wilhelm Heyne Verlag, 73-78

5 Bebenek, M.; Teschler, M.; von Stengel, S.; Kemmler, W.: Fit am Arbeitsplatz – Einfluss eines 14-wöchigen Trainings-Kurzprogramms auf die Rückenfitness. In: Deutsche Zeitschrift für Sportmedizin 07-08/2013, 226

6 Febbraio Mark, A.; Pedersen, B. K.: Contraction-Induced Myokine Production and Release: Is Skeletal Muscle an Endocrine Organ? In: Exercise and Sport Sciences Reviews. July 2005, Volume 33, Issue 3, 114-119

7 o.V.: Positionspapier zum Krafttraining mit Älteren und Kranken. In: Deutsche Zeitschrift für Sportmedizin. Jahrgang 54, Nr. 3 (2003)

8 Pollmer, U.: Eßt endlich normal! Wie die Schlankheitsdiktatur die Dünnen dick und die Dicken krank macht. München 2005: Piper

9 Ehlenz, H.; Grosser, M.; Zimmermann, E.; Tusker, F.; Zintl, F.: Krafttraining. Grundlagen, Methoden, Übungen, Leistungssteuerung, Trainingsprogramme. München, Wien, Zürich 1998: BLV

10 Hollmann, W.; Hettinger, Th.; Strüder, H.: Sportmedizin. Grundlagen für Arbeit, Training und Präventivmedizin. Stuttgart, New York 2000: Schattauer.

11 www.gesundheitsberater-berlin.de/rehabilitation/krankheitsbilder/orthopadie/kunstliches-kniegelenk-muskelaufbau-ist-unverzichtbar. Zugriff vom 21.08.2014, 13.45 Uhr

12 Stone, M.H.: Anpassungserscheinungen unter einem Krafttraining im Bereich von Bindegewebe und Knochen. In: Komi, P.V.: Kraft und Schnellkraft im Sport. Eine Veröffentlichung des IOC im Zusammenarbeit mit dem FIMS. Köln 1994: Deutscher Ärzte-Verlag, 283-284

13 Zimmermann, K.: Der Mensch ist so gesund und vital wie seine Muskulatur. Gründe für ein regelmäßiges Muskeltraining. In: Turnen & Sport 1/2002, 21

14 Klitgaard, H.; Mantoni, M.; Schiaffino, S.; Ausoni, S.; Gorza, L.; Laurent-Winter, C.; Schnohr, P.; Saltin, B.: Function, morphology and protein expression of ageing sceletal muscle. A cross-sectional study of elderly men with different training backgrounds. In: Acta Physiologica Scandinavica 140 (1990), 41-54

15 Seib, U.: Arbeitsbuch Ernährung und Diätetik für Krankenschwestern, Krankenpfleger und andere medizinische Fachberufe. Stuttgart, Jena, New York 1996: Gustav Fischer Verlag

16 Pschyrembel. Klinisches Wörterbuch. 265. Auflage. Berlin, Boston 2013: Walter de Gruyter

17 Geiger, L.V.: Überlastungsschäden im Sport. München, Wien, Zürich 1997: BLV Verlagsgesellschaft mbH

18 Preisinger, E.: Krafttraining und Osteoporose. Abstract zum Vortrag anlässlich des 4. Kongresses der Gesellschaft für medizinische Kräftigungstherapie am 16.-17. März 2002 in München, 31.

19 Zimmermann, K.: Gesundheitsorientiertes Muskelkrafttraining. Theorie – Empirie – Praxisorientierung. Schorndorf 2000: Verlag Hofmann, 135

20 Steinacker, J.M.: World of Change – Change of World. Exercise is Medicine und die Epidemie der körperlichen Inaktivität. In: Deutsche Zeitschrift für Sportmedizin, Jahrgang 64, Nr. 6 (2013), 155

21 Wiskemann, J.; Steindorf, K.: Krafttraining als Supporttherapie in der Onkologie. In: Deutsche Zeitschrift für Sportmedizin, Jahrgang 65, Nr. 1 (2014), 22-24

22 O'Shea, P.: Effects of Selected Weight Training Programs on the Development of Strength and Muscle Hypertrophie. In: Research Quarterly 37 (1966), 95-102

23 Berger, R.: Effect of varied weight training programs on strength. In: Research Quarterly 33 (1962) 2, 168-181

24 www.bodybuilding.com/fun/kellyryan1002.htm, Zugriff vom 27.08.2014, 16.00 Uhr.

25 Steindorf, K.; Schmidt, M.; Wiskemann, J.; Ulrich, C.: Update: Mechanismen zum Benefit von Kraft- und Ausdauertraining bei Krebs. In: Deutsche Zeitschrift für Sportmedizin. Jahrgang 64, Nr. 7-8 (2013), 222

26 Dahlke, R.: Peacefood. Wie der Verzicht auf Fleisch und Milch Körper und Seele heilt. 3. Auflage 2012, München: Gräfe und Unzer Verlag, 92-97

27 Blech, J.: Heilen mit Bewegung. Wie Sie Krankheiten besiegen und Ihr Leben verlängern. Frankfurt am Main 2007: S. Fischer Verlag, 124 ff.

28 Wirhed, R.: Sportanatomie und Bewegungslehre. Stuttgart 2001: Schattauer, 70-72

29 Blech, J.: Fit wie in der Steinzeit. In: Der Spiegel 5/2006, 134-145

30 Blech, J.: Heilen mit Bewegung. Wie Sie Krankheiten besiegen und Ihr Leben verlängern. Frankfurt am Main 2007: S. Fischer Verlag, 108

31 Falkowski, G.: Motivieren statt informieren. In: Deutsche Zeitschrift für Sportmedizin. Jahrgang 64, Nr. 4 (2013), 113

32 Lütz, M. Lebenslust. Wider die Diät-Sadisten, den Gesundheitswahn und den Fitness-Kult. München 2005: Knaur.

33 Pollmer, U.; Frank, G.; Warmuth, S.: Lexikon der Fitneß-Irrtümer. Frankfurt am Main 2003: Eichborn.

34 Frank, Gunter: Lizenz zum Essen. Stressfrei essen, Gewichtssorgen vergessen. München 2009-2012: Piper

35 Martin, D./ Carl, K./ Lehnertz, K.: Handbuch Trainingslehre: Schorndorf 1993: Verlag Hofmann, 101-102

36 Eiselen, E. : Ernst Eiselen's Hantelübungen für Turner und Zimmerturner. Dritte, verbesserte und mit 32 Figuren versehene Auflage. Bearbeitet von Dr. Karl Wassmannsdorff. Berlin 1883: Druck und Verlag von G. Reimer, V.

37 Wedemeyer-Kolwe, B.: »Der neue Mensch«. Körperkultur im Kaiserreich und in der Weimarer Republik. Würzburg 2004: Königshausen und Neumann, 293-295

38 Darden, E.: Das Nautilus-Buch. Zürich 1986: Kieser

39 Blech. J.: Gene sind kein Schicksal. Wie wir unsere Erbanlagen und unser Leben steuern können. Frankfurt am Main 2010: S. Fischer Verlag

40 Wolfrum, C.: Gefährlicher Schwund. In: Apotheken Umschau. 15. August 2009: 60-61

41 Schwarzenegger, A.: Total Recall. Die wahre Geschichte meines Lebens. Hamburg 2012: Hoffman und Campe, 74-75

42 Bührle, M.; Werner E.: Muskelquerschnittstraining der Bodybuilder. In: Bührle, M. (Hrsg.): Grundlagen des Maximal- und Schnellkrafttrainings. Schorndorf 1985, 199-212

43 o.V.: Muskeln aus der Dose. In Gesundheit aktuell. Das Gesundheitsmagazin der Versicherungskammer Bayern. Ausgabe 1/2014, 15

*